身につく 蛍光眼底造影検査手技と所見の読み方

著 | 東京医科歯科大学医学部眼科学 准教授
大野　京子
日本大学医学部視覚科学系眼科学分野 助教
森　隆三郎

金原出版株式会社

Learn How to Master Fundus Angiography and Fundus Autofluorescence

Authors

Kyoko Ohno-Matui

Associate Professor, Dept. of Ophthalmology and Vision Scinece, Tokyo Medical and Dental University

Ryusaburo Mori

Assistant Professor, Division of Ophthalmology, Dept. of Visual Science, Nihon University School of Medicine

First Edition 2011
by KANEHARA & Co., Ltd. Tokyo
Printed and Bound in Japan

「身につくシリーズ」刊行にあたって

　外界の情報は眼から80％入るといわれている．そこで，一生において，眼は健全に保たれることが大切であり，ここに眼科医の役割がある．眼科は専門性の高い科であり，今や，眼球は種々の機器を駆使して眼球全体を隈なく見ることができ，この結果を診断に役立てている．そして，眼球に関する手術を含めた治療法の向上にも役立っている．そこで，眼科医は種々の機器の正確な使用法とその所見の読み方に精通して，その結果を診断や治療に役立てなければならない．

　最近の眼科検査機器の進歩は目覚ましい．網膜の組織切片が生体眼で得られたり，これを3次元的に観察が可能になったり，視細胞が映像で捕らえられたりなど新しい検査機器によって細部までの観察が可能になり，診断の精度も増してきた．しかし，このような新しい機器を使用することには興味はあるが，特に，研修医はまず，従来からの基本的一般検査を正確な手技でできることが大切である．研修医のうちに，基本的手技がマスターできていないときとか，所見の見方が身についていないときには，一生，不確実な所見しか得られず，また，正確な診断ができずに，不十分な診療に終わる可能性がある．例えば，細隙灯顕微鏡は診療上，必ず使用する機器であるが，種々の検査手法があり，この機器のあらゆる操作をマスターし，見るべき所見を知っていれば，多くの重要な所見を把握でき，診断の力量も違ってくる．眼底検査にしても双眼倒像検眼鏡の使用法を最初からマスターすることが大切で，これによって圧迫子の使用が可能になり，眼球の内面すべてを観察することができる．蛍光眼底造影法，隅角検査なども検査の力量が問題になるが，一方では，得られた所見を正確に読めて診断治療に結びつけなければならない．そこで，疾患も含めて広い知識も必要である．すなわち，検査で何がわかるか，これが診断にどのように利用できるかを考えながら検査をすることが大切である．第一歩は基礎的な検査に精通することとこれを診断治療に如何に利用できるかを身につけることが大切であり，次の段階で新しい高度な機器の使用に熟練することが求められる．

　従来，検査法に関する書籍は多く見られるが，各手技や重要な疾患を1冊の本にコンパクトにまとめたものは少ない．本シリーズではシェーマ，イラストや写真を多用して，図を見ながら自然と検査手技や知識が頭に入るようにわかりやすく順を追って記載して頂いているので，必ずや，研修医や眼科臨床医にとって，身につくシリーズになると思う．

　2010年10月

監修　所　　敬

序

　眼底は人体の組織の中で唯一血管を直視できる組織であり，眼底のより精密な検査方法として蛍光眼底造影は必須の検査方法である．近年，光干渉断層計の開発と臨床応用により，非侵襲的に網膜の情報を得ることができるようになったが，それでもなお，蛍光眼底造影によって得られる情報は眼底疾患の診断や治療方法の決定において，最も重要であるといっても過言ではない．

　フルオレセイン蛍光眼底造影，インドシアニングリーン赤外蛍光眼底造影は，ともに非常に長い歴史のある検査法であり，両検査方法の開発はこれまでにも種々の眼底疾患の病態解明や治療の判断に多大な貢献をもたらしたが，さらに最近，HRA2をはじめとした蛍光眼底造影撮影装置の高解像度化は，蛍光眼底造影所見の，より微細な所見の動的な観察を可能にした．

　さらに近年，非侵襲的な眼底検査である眼底自発蛍光の撮影を同時に行うことができる眼底検査装置も登場した．眼底自発蛍光は主として網膜色素上皮のリポフスチンに由来するものであるが，それだけではなく，さまざまな眼底疾患において特徴的な眼底自発蛍光の異常がみられる．したがって，蛍光眼底造影および眼底自発蛍光の検査方法の取得，およびその読影は眼科医としてぜひ身につけておくべき必須の検査方法である．

　そこで本書では，眼科を志す臨床研修医や網膜以外のsubspecialityを有する眼科医にとっても容易に理解でき，明日からの眼科臨床に直結して役に立つ内容を簡潔にまとめた．本書が眼底造影検査の実践的な書として活用されることを希望している．

　最後に本書の出版にご尽力くださった(株)金原出版の金原秀明氏にお礼申し上げたい．

2011年9月

大野　京子
森　隆三郎

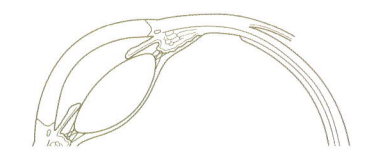

目次

I 蛍光眼底造影および眼底自発蛍光を理解するための基礎知識 — 1

① 蛍光眼底造影に用いられる蛍光物質の基礎的特性 … 1
　❶ フルオレセイン・ナトリウム … 1
　❷ インドシアニングリーン … 2
② 眼底自発蛍光（FAF）の原理 … 2
③ FAF，FA，IAの撮影方法 … 3
　❶ 全体を通じた撮影のコツ … 3
　❷ 撮影にあたって … 3
　❸ 撮影方法 … 8
　❹ FAFの撮影のポイント … 8
　❺ FAの撮影のポイント … 9
　❻ IAの撮影のポイント … 11
④ 自発蛍光の正常所見と代表的な異常所見 … 12
　❶ 正常所見 … 12
　❷ 代表的な異常所見 … 12
⑤ FAの正常所見と代表的な異常所見 … 17
　❶ 正常所見 … 17
　❷ 代表的な異常所見 … 19
⑥ IAの正常所見と代表的な異常所見 … 24
　❶ 正常所見—時間的な変化 … 24
　❷ 代表的な異常所見 … 25

II 代表症例 — 32

① 網膜血管疾患 … 32
　❶ 糖尿病網膜症 diabetic retinopathy（DR）… 32
　❷ 網膜動脈閉塞症 retinal artery occlusion … 34
　❸ 網膜静脈閉塞症 retinal vein occlusion … 36
　❹ 中心窩傍毛細血管拡張症 macular teleangiectasia（MacTel）… 38
② 網膜色素上皮，脈絡膜疾患 … 41
　❶ ベスト病 Best disease（卵黄状黄斑ジストロフィ）… 41
　❷ 網膜色素線条 angioid streak … 43

- ❸ 強度近視性眼底病変 ………………………………………………………………… 44
- ❹ 特発性脈絡膜新生血管（特発性 CNV）………………………………………… 50
- ❺ 点状内層脈絡膜症 punctuate inner choroidopathy (PIC) …………………… 54
- ❻ 中心性漿液性脈絡網膜症 central serous chorioretinopathy (CSC) ……… 56
- ❼ 加齢黄斑変性 age-related macular degeneration (AMD) ………………… 60

③ 眼内腫瘍 …………………………………………………………………………………… 71
- ❶ 脈絡膜血管腫 choroidal angioma ………………………………………………… 71
- ❷ 脈絡膜悪性黒色腫 choroidal malignant melanoma ………………………… 71
- ❸ 転移性脈絡膜腫瘍 metastatic choroidal tumor ……………………………… 74
- ❹ 原発性眼内リンパ腫 primary interocular lymphoma (PIOL) ……………… 74
- ❺ 星状細胞性網膜過誤腫 …………………………………………………………… 77

Column

- フルオレセイン蛍光眼底造影の今昔 …………………………………………………… 16
- IA は日本から始まった …………………………………………………………………… 23
- 最も効率的な画像診断の修得方法は？ ……………………………………………… 54
- 色素漏出か？　はたまた強い組織染か？ …………………………………………… 77

索 引 ──────────────────────────── 81

●Webで動画をみることができます●

本書で，解説した実際の「蛍光眼底造影検査所見」を動画として小社ホームページで公開しています．公開動画に該当する症例ページには参照URLを記してあります．理解の助けに活用ください．

公開動画URL　http://www.kanehara-shuppan.co.jp/minitsuku/

●動作条件

Windowsでのご利用：Windows Media Playerが必要です．ない場合はMicrosoftのホームページからWindows Media Playerをダウンロードしてください．

Macでのご利用：WMV Playerが必要です．ない場合はMicrosoftのホームページ（Windows Media®）からダウンロードしてください．

- ◆本公開動画に関するサポートは行いません．また閲覧の際に生じたいかなる損害についても，小社は一切の責任を負いません．あらかじめご了承ください．
- ◆本公開動画の著作権は著者に帰属します．無断頒布，個人が本来の目的で閲覧する以外の使用は固く禁じます．
- ◆Windows，Windows Media Player，およびWindows Media Playerロゴは，Microsoft Corporationの米国および/または各国での商標または登録商標です．
- ◆その他すべての商標は，それぞれの権利帰属者の所有物です．

Ⅰ 蛍光眼底造影および眼底自発蛍光を理解するための基礎知識

やや煩雑ではあるが，フルオレセイン蛍光眼底造影 fluorescein angiography（FA），インドシアニングリーン赤外蛍光眼底造影 indocyanine green angiography（IA），眼底自発蛍光 fundus autofluorescence（FAF）を理解するのに必要な基礎知識を簡単に概説する．

1 蛍光眼底造影に用いられる蛍光物質の基礎的特性

蛍光眼底造影は蛍光色素を静脈に注入後，色素が眼底に到達した時点において，蛍光色素を励起する励起フィルターと，眼底から反射してきた励起光を吸収し，蛍光を通過させる濾過フィルターとを用い，蛍光色素を特異的に描出する方法である．使用する蛍光色素により，励起波長，吸収波長などの特性が異なるため，種々の病態に蛍光眼底造影を施行する際には蛍光物質の基礎的特性を理解しておく必要がある．

❶ フルオレセイン・ナトリウム

フルオレセイン色素は，図1に示すように分子量376.27の水溶性の色素で，励起波長は520〜530 nm，吸収波長は465〜490 nm にある．血液中ではフルオレセイン fluorescein は70〜80％が血漿蛋白と結合する．残りの色素は結合せずにフリーの状態で存在する．

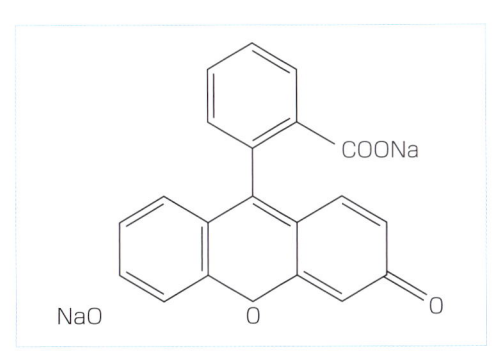

図1 フルオレセイン・ナトリウムの分子構造式

❷ インドシアニングリーン

インドシアニングリーン indocyanine green（ICG）は，図2に示すように分子量774.96の水溶性の色素で，フルオレセインと異なり，励起波長，吸収波長も近赤外領域にある．励起波長は825〜835 nm，吸収波長は790〜805 nmである．近赤外領域に励起，吸収波長を有するため，可視光より透過性が優れており，網膜色素上皮を透過する．したがって脈絡膜血管の描出に優れている．フルオレセインより分子量が大きいうえに血液中では98％が血漿蛋白と結合するため，血管外漏出が生じにくい．

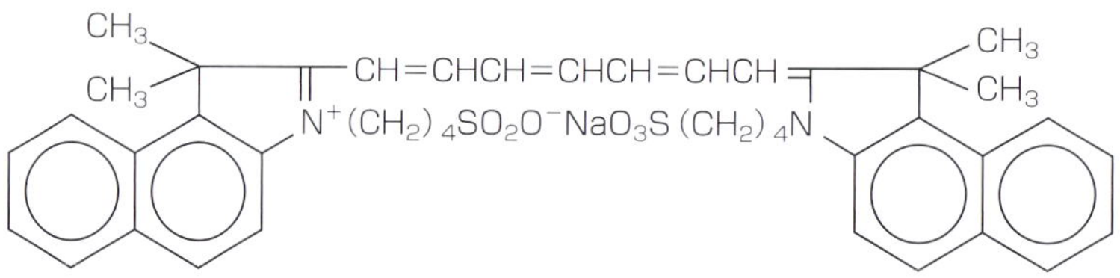

図2　インドシアニングリーンの分子構造式

2 眼底自発蛍光（FAF）の原理

蛍光眼底造影とは異なるが，近年，蛍光眼底造影と同時に施行されることが多い自発蛍光についてもその原理を説明しておく．FAFは網膜色素上皮の代謝機能を，非侵襲的に評価できる検査方法である．

眼底自発蛍光を発する蛍光色素には網膜色素上皮細胞中のリポフスチン顆粒とメラニンがあるが，臨床の現場で主として施行されているのはリポフスチンの検出である．網膜色素上皮は視細胞外節を貪食するが，ライソソーム内で分解しきれなかった消化残渣物がリポフスチンとして網膜色素上皮の細胞質内に蓄積していく．リポフスチンの中でも N-retinylidene-N-retinylethanolamine（A2E）が網膜色素上皮に特異的な蛍光物質である．リポフスチンは波長500〜750 nm（最大吸収波長630 nm）の自発蛍光を生じるが，この自発蛍光の状態によって色素上皮の機能を推定することが試みられている．一般的に，自発蛍光の増加は網膜色素上皮の代謝亢進状態，逆に自発蛍光の低下は網膜色素上皮の機能低下を示唆するとされており，網膜色素上皮の機能を非侵襲的に推定できる検査法として注目されている．

3 FAF，FA，IAの撮影方法

❶ 全体を通じた撮影のコツ

カラー眼底撮影，次に自発蛍光の撮影，そして蛍光眼底造影へ，の順で行うことが多いため，この順に説明する．

①眼底撮影施行前に眼底検査を念入りに行い（必要に応じ前置レンズを用いて拡大して観察する），主たる病巣部位を予想し，その部位を中心に撮影を行うこと

②病態により得られる所見を予測して撮影にあたること（例えば，網膜動脈閉塞が疑われる症例では造影早期のFAを取り損ねてはならない，など）

③最後に，得られた所見をもう一度眼底の所見と照らし合わせ，確定診断と治療方針の決定を行う．

次に実際の流れに沿って，撮影のポイントを詳細に述べる．

❷ 撮影にあたって（図3）

(1) 問診

当日の体調は最も重要である．風邪をひいているなど体調不良の場合は，無理をせず検査を延期する．さらに以前に蛍光眼底造影を受けた既往があるかもよく確認しておく．既往があれば，その際に副作用を生じたかどうかを聞き，造影剤に関連した副作用があった場合には施行を見合わせる．また，ICGにはヨード剤が含有されているため，ヨードに過敏症がある患者には禁忌であることをよく熟知しておく必要性がある．各疾患を有している場合の対応を表1にまとめておく．

(2) インフォームド・コンセントの取得

FA，IAは眼科では唯一造影剤を使用する検査であり，施行にあたっては必ず蛍光眼底造影に対するインフォームド・コンセントを取得する必要がある．

駿河台日本大学病院におけるインフォームド・コンセントの例を図4に示す．具体的には，静脈に点滴を行うこと，造影剤を静脈に投与す

図3 検査当日の眼底撮影の流れ

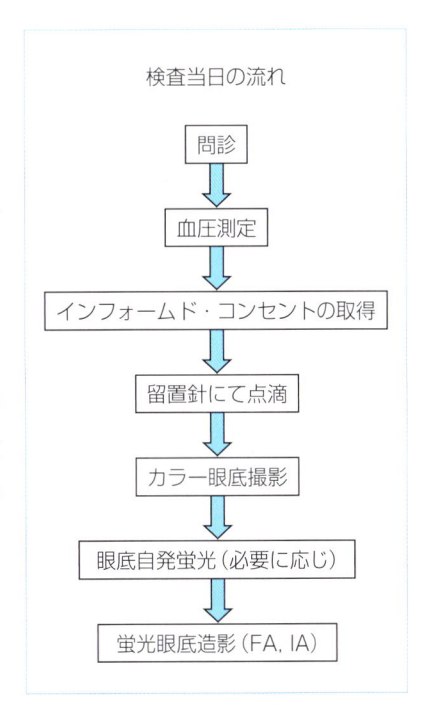

検査当日の流れ：問診 → 血圧測定 → インフォームド・コンセントの取得 → 留置針にて点滴 → カラー眼底撮影 → 眼底自発蛍光（必要に応じ）→ 蛍光眼底造影（FA，IA）

表1　全身疾患がある場合の造影検査の対処の目安

高血圧	収縮期血圧180 mmHg，拡張期血圧100 mmHg以上を中止の目安
心疾患	発症後6カ月以内の狭心症，心筋梗塞には中止
腎障害	クレアチニン2.0以上の場合には排泄が遅延するため注意を要する(FAのみ)
肝障害	高度の肝機能障害がある場合はFA, IAとも中止
脳血管障害	発症後6カ月以内のくも膜下出血，脳梗塞などには中止

ること，皮膚の黄染，尿の着色が起こること，また，検査中に嘔吐や嘔気，皮膚の瘙痒感や発疹などが生じる可能性を告げておき，何か症状があれば直ちに知らせるようにする．

また，1983年には死亡例が約5万人に1例，重篤な副作用が2万人に1例の割合で発生していると報告されたこと，2002年には重篤な副作用の頻度が低下してきていると報告されたこと，しかし，数万人に1人死亡することがあることを必ず伝えておく必要がある．ただ最近では，死亡例はフルオレセインでは22万人に1例，ICGでは33万人に1例に減少していることを付け加えてもよい．同時に，副作用が生じても直ちに対応する準備ができていることを告げておく．

(3) 実際の撮影にあたって

施行に際しては，生理食塩水などを肘静脈から20Gのサーフローなどの留置針を用いて確実に血管を確保しておく．留置針での確保は万が一ショックをきたした際に重要であり，さらにその上から頑丈にテープで固定しておく(図5)．これはショックを起こした患者が転倒した場合に留置針がはずれるのを防止するためである．

またフルオレセイン，ICGなどの造影色素を注入するために途中に三方活栓をつけておく(図5)．処置室にて以上の処置を施行した後に眼底造影の部屋に移動してもらう．

撮影室では患者の周囲に肘台，救急蘇生セット，ストレッチャー，造影剤，膿盆，アルコール綿，などを置いておく(図6)．救急蘇生セットの中身は表2に示すようなものを常備しておく．知らない間に使用期限が切れていることもあるため，1カ月に1回は中身をチェックしておくことが望ましい．また患者が座る椅子も転倒に備えて背もたれと肘掛がついている椅子が望ましい．さらに，いざというときに応援を依頼する救急救命センターや麻酔科などの連絡先を検査室の壁に貼っておくとよい．

検査・処置に関する説明・同意書

私は、患者　　　　　様　　　歳　カルテ・病歴番号　　　　　　
に関して、下記の検査・処置について、次のように説明いたしました。

検査・処置の名称：蛍光眼底造影検査（□フルオレセイン　□インドシアニングリーン）

説明の内容

1) **現在の病状について**：

2) **当該診療の目的と方法について**：
   目的：網膜絡膜疾患の診断および状態の詳細な診断を目的とします。
   方法：散瞳薬を点眼し十分に散瞳した後に、まず通常のカラー眼底撮影を行います。次に静脈に生理食塩水で点滴を行い、造影剤を注射し連続して眼底撮影をします。フルオレセインは約10分、インドシアニングリーン検査は約30分です。検査の時間は、検査の前に血圧を測定します。

3) **当該診療の予想される効果と不利益（有無とその程度）について**：
   効　果：病状の詳細な把握
   不利益：フルオレセイン検査後に約2～3日間皮膚が黄色に着色し約1日間尿も黄色くなります。また、以下の副作用が起こることがあります。
   ①悪心、嘔吐、くしゃみ、皮膚の瘙痒感（フルオレセイン0.15％、インドシアニングリーン0.15％）②じんましん、発疹（同1.5％、0.02％）③ショック（同0.05％、0.05％）④死亡（数万人に1人、30万人に1人）

4) **当該診療方法以外の可能な診療方法とその著名失について**：
   同等の検査法はありません。

5) **当該患者の疾患の将来予測（予後）について**：
   検査の結果をもとに、診断、治療方法を検討します。

6) **緊急時の処置に関する同意について**：
   医師に御一任下さい。
   当科では、上記の副作用が発生した場合に、ただちに対処する準備ができており、適切な処置を行います。

7) **その他**
   ・検査当日は、検査開始予定時間の2時間前までに食事を済ませて下さい。内服・水分の摂取はかまいません。
   ・普段内服している薬は、いつも通りに内服してください。
   ・フルオレセイン検査終了後、薬剤を早く体外へ排出させるため、水分を多めに摂取してください。
   ・検査当日の夜の飲酒はやめてください。

8) **実施予定日**：別紙予約表参照

9) **実施場所**：2F眼科検査室

10) **麻酔〔有・無（いずれかに○印）〕方法等について**：
    a：方法：点眼
    b：緊急時の対応について（検査・処置中の必要な操作と、これらの目的にかなった全身、またはその他の麻酔についての説明を含む）：

平成　　　年　　月　　日
説明者：　　　　　科　　　医師又は歯科医師　氏名　　　　　　
同席者：所属（　　　）職名（　　　）氏名　　　　　
　　　　所属（　　　）職名（　　　）氏名　　　　　

駿河台日本大学病院長　殿
平成　　　年　　月　　日

私は、上記の検査・処置に関し、自由意思により同意しました。
患者氏名：　　　　　　　　　　　　　　　（男・女）
　　　　　　　　　　　　　（明治・大正・昭和・平成　　年　　月　　日生）
親族または代理人（親権者、父母、兄弟、姉妹、保護義務者、配偶者、法定代理人、その他　　　）（患者との続柄　　　歳）
氏名：　　　　　　　　　　
住所：　　　　　　　　　　
同席者氏名：　　　　　　　　（患者との関係　　　）
同席者氏名：　　　　　　　　（患者との関係　　　）

駿河台日本大学病院

図4　蛍光眼底造影検査に対するインフォームド・コンセントの書類（駿河台日本大学病院の書類の例）

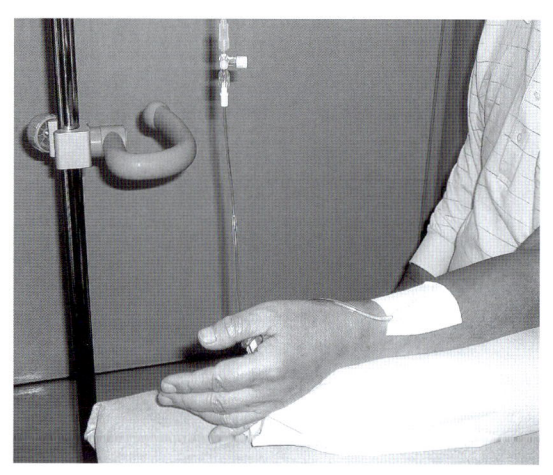

図5 血管確保の例
ショックなどで転倒する危険があるため，留置針はテープで頑丈に固定する．さらに造影色素を注入するための三方活栓をつけておく．

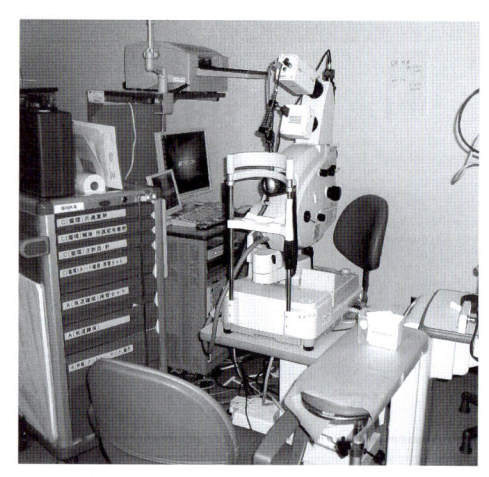

図6 造影検査室の検査台周囲のセッティング

表2　救急蘇生セットの中身

ボスミン

ソル・メドロール

ネオフィリン

強力ネオミノファーゲンシー

サルタノールインヘラー

（4）撮影中も患者を慎重に観察する

　　検査中は暗室となり，患者の状態がわかりにくいので必ず声をかけながら行い，すぐ変化に気がつくように心がける．

　　蛍光眼底造影開始後に生じる副作用について，比較的頻繁にみられる軽度の合併症とその対処方法を表3に記す．

　　最も重篤な合併症はアナフィラキシー（様）ショックである．これについては詳細に理解しておく必要がある．通常，造影剤注入後数秒から数分後に症状が発現するが，ときに1〜2時間後に起こることもある．また症状が軽快した数時間後に再発することがあるため注意が必要である．アナフィラキシー症状を表4に示すが，アナフィラキシー様反応では皮膚症状が初めにみられ（図7），必発する．その後，胸部圧迫感，呼吸困難，急激な血圧低下が出現する．頻脈を呈する点が迷走神経反射による血圧低下との相違点である．

　　アナフィラキシー様反応が起こったら，検査は坐位で行っているため，椅子から転倒しないように患者の背後に直ちに回り，まず臥位にする．同時に他の医師や看

表3 蛍光眼底造影時に比較的よくみられる合併症

症状	症状の詳細	対処方法
悪心，嘔吐	フルオレセイン静注後1分以内に起こることが多い	検査前に患者の脇に常に膿盆を用意しておく．症状が起きたら直ちに検査を中断する．大部分は一過性ですぐ症状は消失するので，落ち着いたら検査を再開する
瘙痒，蕁麻疹	1個から多数までさまざまで，皮膚の発赤を伴う	症状が強い場合にはネオミノファーゲン1アンプルを静注する．アナフィラキシー（様）ショックの前駆症状の場合もあるため，次回以降の検査については慎重な判断を要する
気分不快	不安や緊張，疼痛による迷走神経反射で，徐脈，血圧低下が出現	検査を中断し，ベッドで臥位をとらせ下肢を挙上することで通常は軽快する

表4 アナフィラキシー症状

皮膚症状	紅斑，瘙痒，蕁麻疹，血管運動性浮腫
眼症状	瘙痒，流涙
鼻症状	鼻閉，鼻漏
呼吸器症状	胸部圧迫感，喘息，構音障害，喉頭浮腫
循環器症状	血圧低下，動悸，不整脈
消化器症状	嘔気，嘔吐，腹痛，下痢
その他	口唇のしびれ，四肢末端のしびれ，便意，尿意，ふらつき，発汗，意識障害

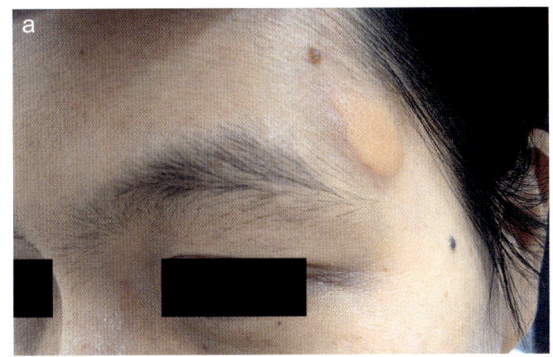

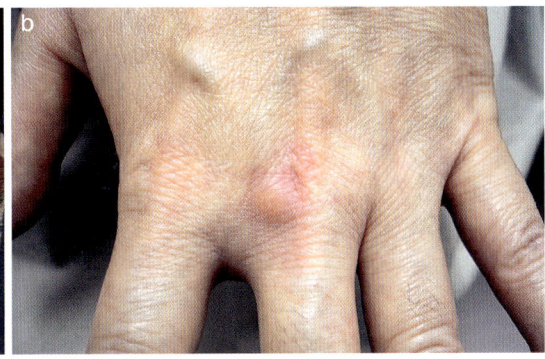

図7 造影剤注入後に皮疹を生じた例
a．左こめかみ部に大きな膨疹を認める．
b．手背にも発赤を伴う皮疹が出現した．

護師を呼ぶことが自分を落ち着かせるためにも重要である．呼吸と脈拍の有無をまず確認し，これらがなければ救急蘇生のABCを施行する（Airway：気道確保，Breathing：人工呼吸，Circulation：心臓マッサージ）．バイタルサインをチェックしながら酸素マスクを用いて酸素10L/分で投与し，ラクテック®などの輸液を急速に静注する．ボスミン® 0.5mg（1/2アンプル）を筋注したら，速やかに救急救命セ

ンターや麻酔科に応援を依頼する．眼科医だけでは全身管理に不慣れである可能性があるため，必要に応じ可及的速やかに応援を依頼することが重要であろう．

❸ 撮影方法

　FAF，FA，IAともに，走査レーザー検眼鏡 scanning laser ophthalmoscope（SLO）および眼底カメラを用いた2種類の撮影方法が可能である．そこで，それぞれの撮影における撮影手順や撮影のコツを述べる前に，まずSLOと眼底カメラ型の特徴をごく簡単に概説しておく．

　SLOは共焦点方式レーザーを用いており，眼底からの反射光のうち焦点面以外から発生した散乱光は検出器の前の絞りによって除去されるため，焦点の合った光だけが透過部を通過し検出器に撮影されるので，コントラストのよい画像が得られるのが特徴である．しかし，近年の眼底カメラ型の機種には高解像度CCDカメラが搭載されており，撮影条件がよければSLOとの画質の差は少なくなってきている．

❹ FAFの撮影のポイント

　FAFの撮影では造影剤注入は不要である．まず，カラー眼底写真を撮影し，病変部を確認しておく．続いて蛍光眼底造影に先立ってFAFを撮影するとよい．

(1) SLO

　ハイデルベルグ社のHeidelberg Retina Angiograph（HRA）に代表され，最新機種はHRAの後に発売されたHRA2である（図8）．

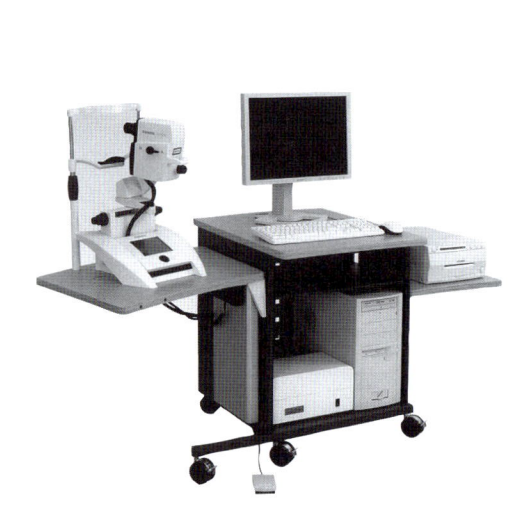

図8　共焦点レーザー検眼鏡型の蛍光眼底造影装置
ハイデルベルグ社のHeidelberg Retina Angiograph 2（HRA2）

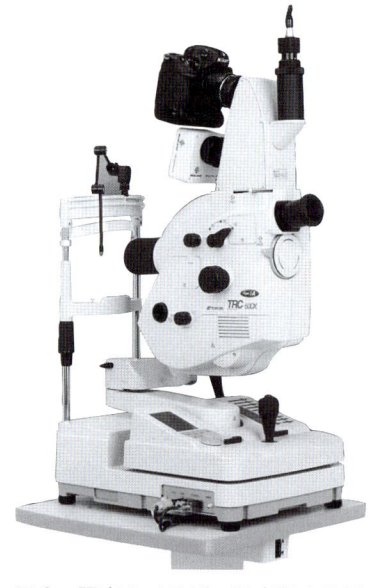

図9　眼底カメラ型の蛍光眼底造影装置
トプコン社のTRC-50DX

HRA2では画角30度のときの高画質モードでは，得られた画像は直ちに，1536×1536 pixelの解像度でデジタル化される．HRA2によるFAFの撮影は，フルオレセイン蛍光撮影用の波長488 nmで撮影する．眼底の微弱な自発蛍光をとらえるため，複数枚の画像を加算平均処理する．通常は，動画撮影を行い固視が安定した連続10枚程度を選択し，加算平均をかけて1枚の自発蛍光像を作成する．

(2) 眼底カメラ型

FAFが撮影可能な眼底カメラ型の機種としては，トプコン社のTRC-50DXが代表的である（図9）．眼底カメラ型では，通常のFA用の撮影条件では，水晶体からの自発蛍光の影響を強く受け全体的に白くなってしまう．そこで励起フィルターとして580 nm（500〜610 nm），水晶体からの自発蛍光の影響を減らすためのバリアフィルターとして695 nm（675〜715 nm）を組み合わせて撮影を行い，鮮明な画像を得るようにしている．

眼底カメラ型ではFAFは動画ではなく静止画として撮影する．

5 FAの撮影のポイント

FAFを撮影後（注：疾患によってはFAFは省略する．特に網膜血管レベルの病態には不要），病変部にピントを合わせたまま励起フィルターを入れ，確保された肘静脈から，フルオレサイト®注射液1号，1アンプル5 mLを静注する．しかし，最近の撮影機器では高解像度CCDカメラが搭載されているため，1 mLや2 mLでも十分撮影可能である場合も多い．嘔吐，嘔気がある症例に対しては使用量を減らすことが有効である場合もある．

静注開始後，直ちにタイマーをスタートさせバリアフィルターを入れるとともに，照明光量を最大に上げる．静注開始後，10秒前後で脈絡膜動脈に色素の流入がみられるので，その頃より撮影を開始すれば動脈の造影像を撮影できる．続けて動静脈相，静脈相へと撮影を進める．

静脈相早期まで病巣部位を中心とした撮影を行った後の撮影方法は，病態により異なる．詳細は各論のところで記載するが，黄斑疾患，視神経疾患の場合にはそれぞれ黄斑部，乳頭を中心とした画像を静脈相後期（おおよそ7分以降）まで撮影する．また，可能であれば僚眼の撮影も施行したほうがよい．診断の参考になる初期病変がみつかる場合もあるし，片眼性だと思っていたら両眼性であったという場合もある．

また，糖尿病網膜症，網膜中心静脈閉塞，後部ぶどう膜炎などのように眼底全体を撮影する必要がある場合には，主たる病変部位を静脈相早期まで撮影した後に，眼底上方から時計回りに1周（8方向）撮影し，再度，後極部を撮影する．その後，反対側の後極部を撮影し，同様に上方から時計回りに1周（8方向）撮影する．さらに，最後に両眼の後極部，および主たる病巣部位を撮影しておくとよい（図10）．

10　Ⅰ　蛍光眼底造影および眼底自発蛍光を理解するための基礎知識

まず静脈相早期（〜約2分）まで病眼または
病態の強いほうの眼の眼底後極部を撮影

↓

次に健常な僚眼または病態の弱いほうの
眼の眼底後極部を1枚撮影

↓

病眼または病態の強いほうの眼底周辺部を
上方から時計回りに撮影

↓

次に健常な僚眼または病態の弱いほうの眼の
眼底周辺部を上方から時計回りに撮影．
ここまで7分以内に行う

↓

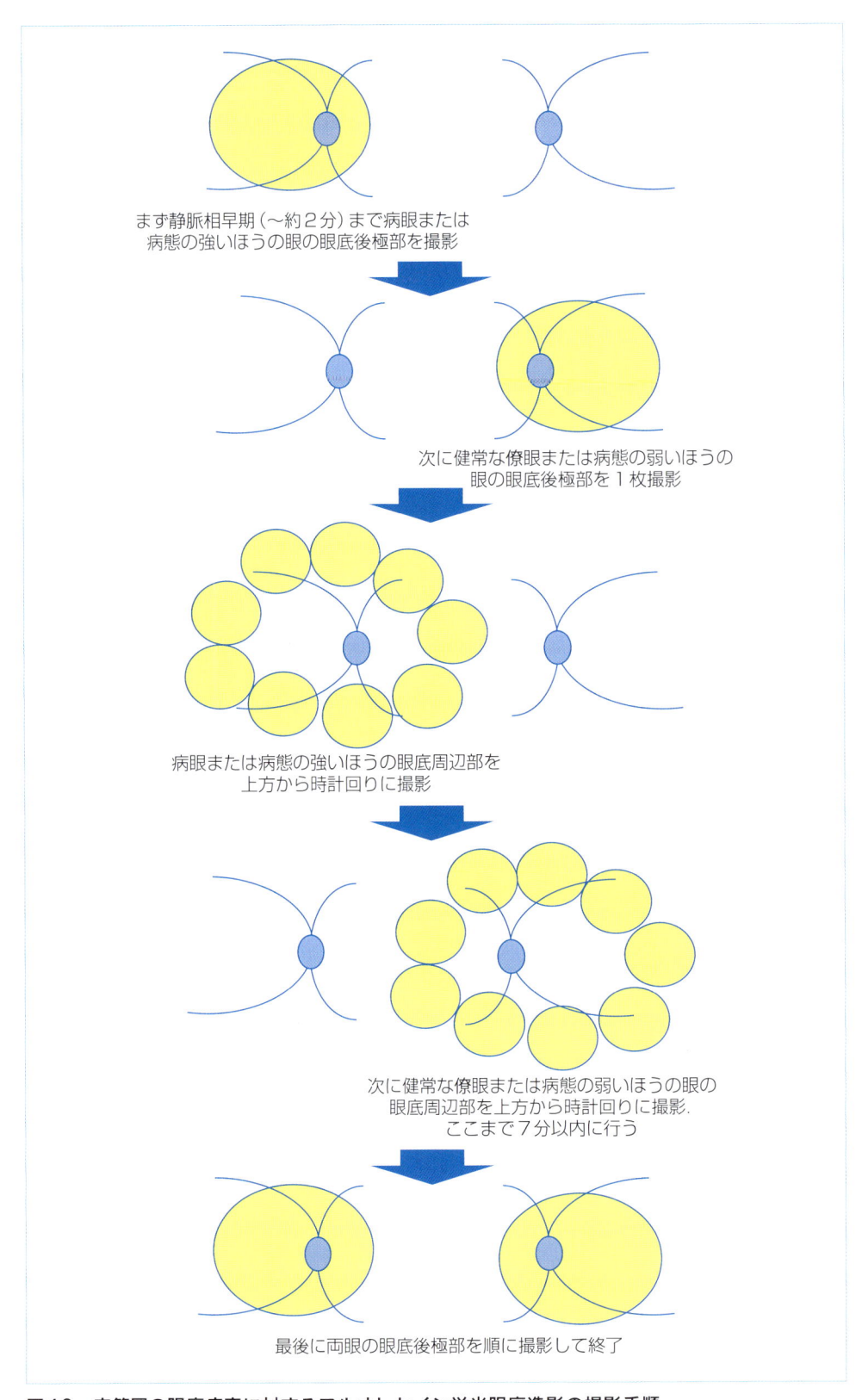

最後に両眼の眼底後極部を順に撮影して終了

図10　広範囲の眼底病変に対するフルオレセイン蛍光眼底造影の撮影手順

(1) SLO

　HRA2では，高解像度のFA画像を動画で取得できることが最大の特徴である．FAを高解像度の動画で撮影できることは，特に網膜動脈閉塞などの網膜の初期循環画像の撮影が重要な疾患において有用である．

　さらにHRA2では，2種類の造影剤を同時に静注しながら，FAとIAの同時撮影を行うことが可能であり，それぞれの画像を見比べることで，より詳細な病態を知ることもできる．

(2) 眼底カメラ型

　動画ではないため，特に網膜動脈閉塞などで造影の初期像を取り逃す可能性がある．そのため，造影初期の所見が重要である疾患に対しては，FA前の眼底写真撮影時に十分ピントを合わせて患者に顔や目を動かさないように指示し，静注後7秒くらいしたら，眼底が暗くても連続して撮影を行う必要がある．

　HRA2ほど高解像度ではないが，糖尿病網膜症や網膜静脈閉塞などの浅い網膜血管レベルの病変の所見に眼底カメラ型との差異はそれほど著明ではない．しかし，囊胞様黄斑浮腫などでは，HRAのほうが網膜内囊胞への色素貯留によりおのおのの囊胞が鮮明に描出される．一方で，網膜色素上皮下の深いレベルの病変は，HRA2では色素漏出などによる過蛍光が眼底カメラ型より弱いため，type 1脈絡膜新生血管（注：脈絡膜新生血管が網膜色素上皮下に限局しているもの）の活動性の評価などには眼底カメラ型のほうがよい．

❻ IAの撮影のポイント

　基本的にはFAと同様であるが，通常，後期像として30分後まで撮影する．励起フィルターにて病巣部位にピントを合わせた後，造影剤を注入する．

　成人にはオフサグリーン®注射用25mgを使用する．オフサグリーンは添付の注射用蒸留水2mLに溶解し，静注する．不溶のICGが静注されると，悪心，発熱，ショック様症状を起こすおそれがあるので，必ず完全に溶解していることを確認する．

　造影剤注入後は，直ちにタイマーを押してバリアフィルターを入れ，光量を最大限にする．まず脈絡膜動脈が黄斑部，（視神経）乳頭周囲から多数造影されてくるのに引き続き，脈絡膜毛細血管，脈絡膜静脈に造影剤が流入する．それとともに輝度が非常に高くなるので，左手は光量調節つまみの付近に置いておき，輝度を見ながらハレーションを起こさないように輝度を徐々に下げていく．脈絡膜静脈相になると輝度はほぼ安定する．

　FAと同様に，造影早期に所見が大きく変化するため，早期には動画で撮影するほうが望ましい．また，造影後期には輝度が減弱するため，画面を見ながら輝度を上げていき，適切な光量で撮影を行う．

(1) SLO

　　FA所見に比べ，IA所見のほうがHRA2と眼底カメラ型の違いが大きい．脈絡膜中大血管の深いレベルでは眼底カメラ型が，脈絡膜毛細血管板から内層の浅いレベルではHRA2が病変を検出しやすい．特にHRA2におけるIAでの高解像度の画像は，加齢黄斑変性の中で日本人に多いポリープ状脈絡膜血管症 polypoidal choroidal vasculopathy（PCV）の血管異常の描出に優れており，眼底カメラ型では描出されないポリープ状病巣内の血管瘤や異常血管網を描出でき，病態の把握に有用である．さらに，この装置により，病巣血管への流出入血管の同定などが容易になり，例えば網膜内血管腫状増殖 retinal angiomatous proliferation（RAP）の診断などに威力を発揮している．

　　また，IA画像でも網膜血管も比較的鮮明に造影されるので凝固すべき部位などの確認にも有用である．一方，造影開始後20分を過ぎると弱い蛍光は検出しにくい欠点もある．

(2) 眼底カメラ型

　　眼底カメラ型の初期像では，脈絡膜中大血管の蛍光が強いため，それよりも内層の脈絡膜毛細血管レベルの病変は描出しづらい．脈絡膜血管の造影が開始すると急激に光量が上がるため，必ず光量つまみに手を置いておき，画面を見ながら光量を下げていかないと早期画像が飛んでしまう危険がある．一方で，造影後期にもかなり光量を上げることが可能であるため，30分以後の造影後期にも明瞭な画像を得ることが可能である．

4 自発蛍光の正常所見と代表的な異常所見

① 正常所見

　　黄斑部は中心窩が低蛍光を示し，その周囲は均一のむらのない過蛍光を示す．HRAの波長では，中心窩に存在するキサントフィルによる block（蛍光遮断）で眼底カメラ型のFAFよりも低蛍光となる（図11）．

② 代表的な異常所見

　　網膜色素上皮レベルのFAFと，網膜下レベルのFAFに分けられる．

(1) 網膜色素上皮レベルのFAF

　　網膜色素上皮細胞のリポフスチンが自発蛍光を発する．

a．過蛍光

　　病的にリポフスチンが増加している部位と，網膜色素上皮の機能障害や網膜色素上皮の増殖に伴い，リポフスチンが増加している部位が過蛍光を呈する（図12）．

自発蛍光の正常所見と代表的な異常所見　13

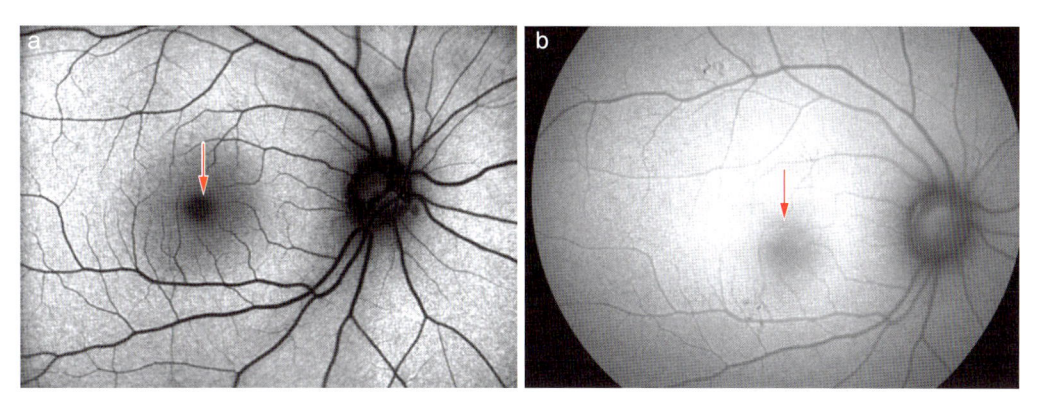

図11　正常 FAF
　黄斑部（矢印）は低自発蛍光を示す．
a．HRA の FAF
b．眼底カメラ型 FAF

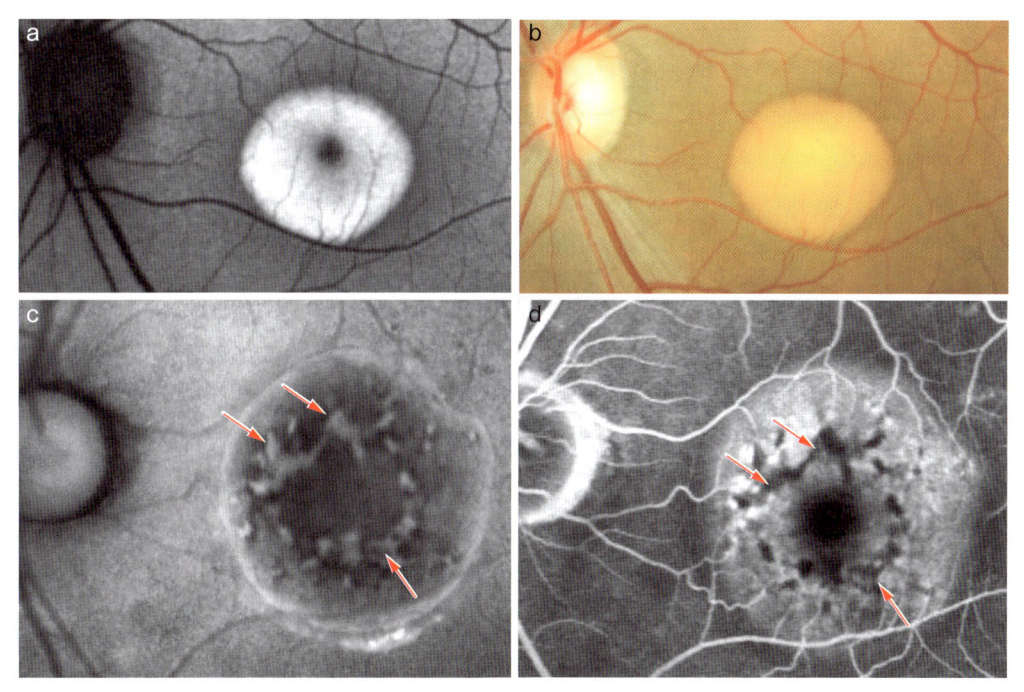

図12　過蛍光 FAF
a．HRA の FAF，b．カラー眼底写真
　卵黄様黄斑ジストロフィー：黄色物質の主体となるリポフスチンが強い過蛍光を呈する．
c．眼底カメラ型 FAF，d．FA10 分
　網膜色素上皮の増殖を伴う網膜色素上皮剥離：網膜色素上皮の増殖部位は FA では蛍光遮断により低蛍光を示し（d, 矢印），その部位に一致して FAF では過蛍光を呈する（c, 矢印）．

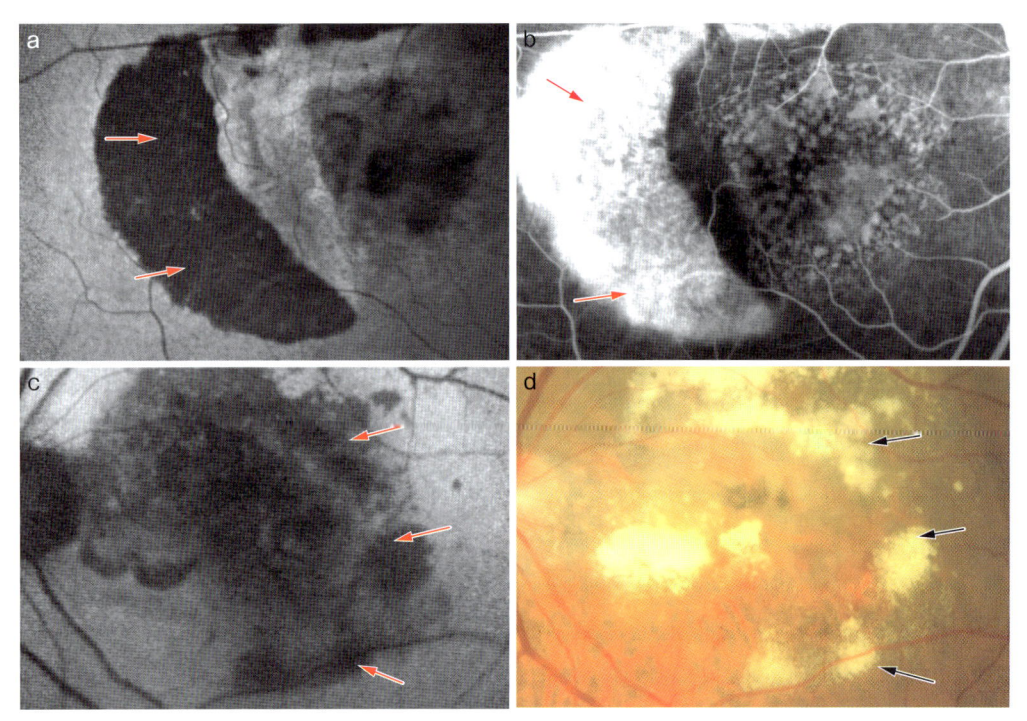

図13 低蛍光FAF
a．HRAのFAF，b．FA 7分
　網膜色素上皮裂孔：網膜色素上皮裂孔の範囲はFAでは脈絡膜毛細管板の強い過蛍光（b，矢印）を示し，その部位に一致してFAFでは低蛍光を呈する（a，矢印）．
c．HRAのFAF，d．カラー眼底写真
　硬性白斑：カラー眼底で認める硬性白斑の部位（d，黒矢印）は，FAFではblock（蛍光遮断）による低蛍光を呈する（c，赤矢印）．

　　b．低蛍光

　　　網膜色素上皮の強い萎縮や欠損（網膜色素上皮裂孔）によりリポフスチンの減少あるいは消失している部位と，網膜色素上皮より上に出血や硬性白斑など蛍光を遮断するものがある部位は低蛍光を呈する（図13）．

(2) 網膜下レベルのFAF

　　　網膜剥離により視細胞外節の一部が貪食されずに，網膜外層や網膜下液に溜まり過蛍光となる（図14）．

(3) その他のFAF

　　a．黄斑円孔

　　　全層孔の黄斑円孔では，網膜色素上皮を直接とらえられるため周囲より過蛍光となる．特にHRAでは，キサントフィルによるblockの影響を受けないため眼底カメラ型より鮮明な過蛍光となる（図15）．

　　b．視神経乳頭ドルーゼン

　　　（視神経）乳頭に沈着したヒアリン様物質が自発蛍光を発する（図16）．

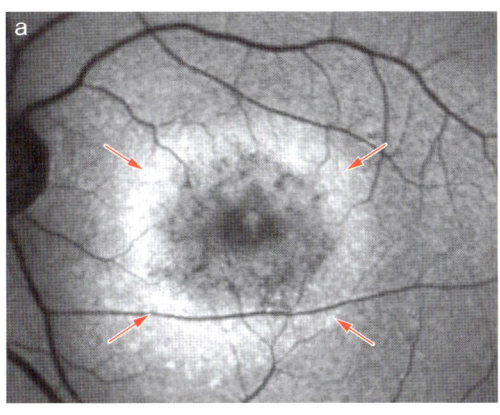

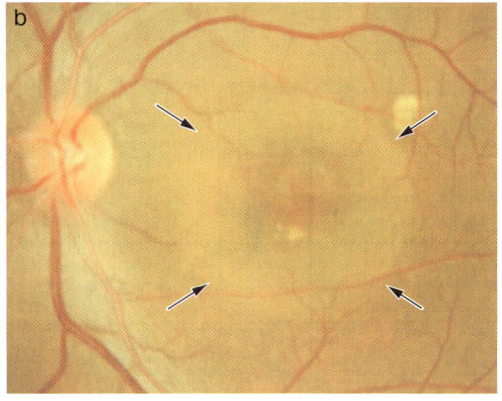

図14　中心性漿液性脈絡膜網膜症の FAF
a．HRA の FAF
b．カラー眼底写真
　カラー眼底写真の漿液性網膜剥離（b，黒矢印）に一致した範囲は過蛍光を呈する（a，赤矢印）．

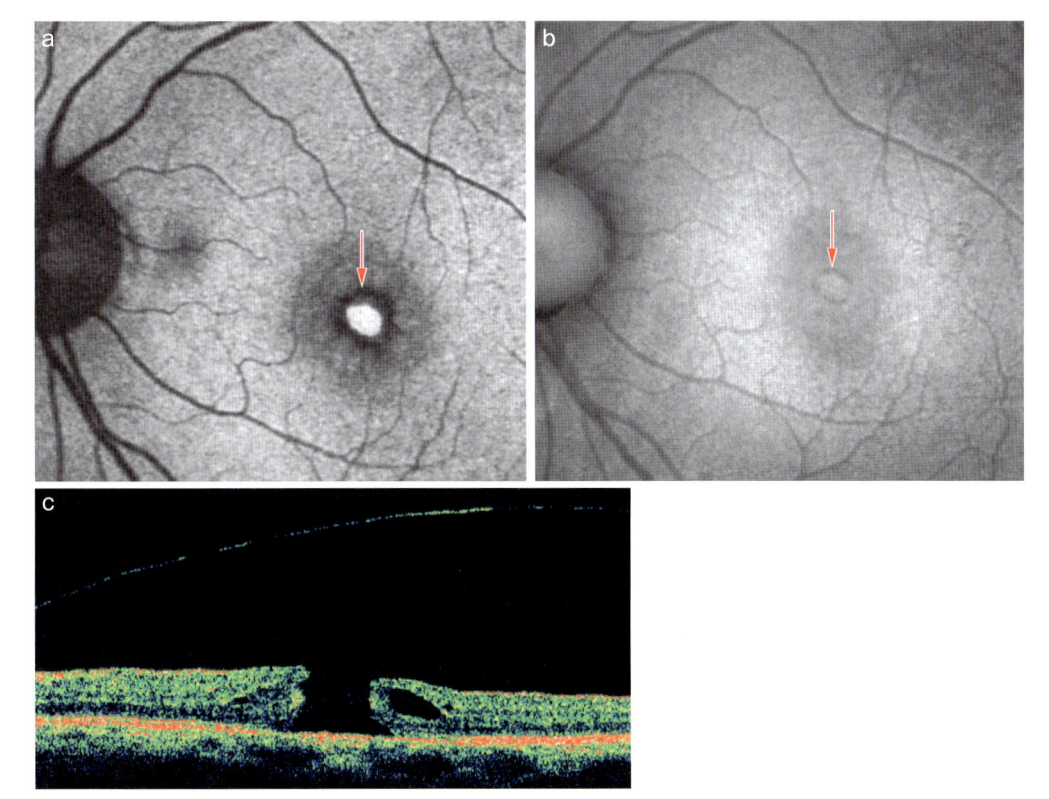

図15　黄斑円孔の FAF
a．HRA の FAF
b．眼底カメラ型 FAF
c．OCT
　全層孔の黄斑円孔では，網膜色素上皮を直接とらえられるため周囲より過蛍光となる．特に HRA（a）では，キサントフィルによる block の影響を受けないため眼底カメラ型（b）より鮮明な過蛍光となる．

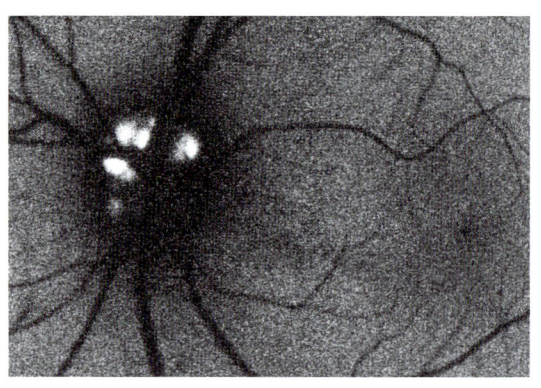

図16 視神経乳頭ドルーゼン（HRAのFAF）
（視神経）乳頭に沈着したヒアリン様物質が自発蛍光を発する．

Column ● フルオレセイン蛍光眼底造影の今昔 ●

　今や蛍光眼底造影もデジタル画像が当たり前になっているが，私が眼科に入った時代には，フィルムに撮影し現像して所見を読んでいた．フィルムが膨大に貯まってしまい，保存場所を外来に確保するのが大変であり，それに比較すると今はデータとして保存できるし，いつでも適切な画像を直ちに検索でき，学会の準備も容易になった．
　しかしデジタル化は良いことばかりではなく，いくつかの残念な点もある．
　一つはやはりフィルムを現像した写真に比べ画像の解像度が落ちる点である．以前の写真では，中心窩の無血管野周囲の毛細血管網もきちんと見えたし，網膜色素上皮レベルの顆粒状の異常蛍光も明瞭に観察することができた．画質は改善されつつあるが，やはりフィルムに比べるといまだに劣っている印象がある．
　もう一つはプレゼンテーションである．フィルムのときには，教室員全員に画像を見せることは困難であったため，所見を正確に解釈し口頭で発表することが常となっていた．すなわち，「黄斑上方にwindow defectによる顆粒状過蛍光があります」という具合である．しかしデジタル画像の場合には，パワーポイントで「このような所見がありました」と言って終わってしまう場合も多い．つまり，プレゼンの前には画像を用意しておけばよく，細かい所見を読んでおく必要はないのである．しかし……それでいいのだろうか？　フィルムの時代のほうが細かい画像が読める眼科医が多かったような気がするのは私だけだろうか……？

5 FAの正常所見と代表的な異常所見

1 正常所見

(1) 定量的な所見；腕-網膜循環時間と網膜内循環時間

フルオレセインの静脈注射直後から乳頭の網膜中心動脈が造影されるまでの時間を腕-網膜循環時間と呼び，正常では10〜15秒である．腕-網膜循環時間は，頸動脈と眼動脈の口径や全身状態だけでなく静脈注射の速度でも影響される．網膜中心動脈が造影されてから乳頭の網膜中心静脈が充盈されるまでの時間を網膜内循環時間と呼び，眼内循環障害の指標となる．

(2) 定性的な時間ごとの正常所見※

a．脈絡膜造影相

網膜中心動脈が造影される1〜2秒前に脈絡膜血管が造影され，斑状の蛍光を示す時期．脈絡毛細管板が急速に造影され，初期脈絡膜蛍光 choroidal flush といわれる．

b．網膜動脈相

乳頭の網膜中心動脈から分枝する網膜主幹動脈が造影される時期（図17）．

c．網膜毛細血管相

網膜動脈相に引き続いて直ちに毛細血管の造影が始まる（図18）．

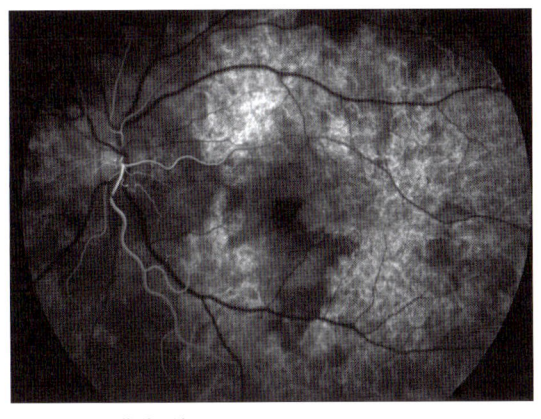

図17 網膜動脈相
（視神経）乳頭の網膜中心動脈から分枝する網膜主幹動脈が造影される時期．脈絡毛細管板が急速に造影された初期脈絡膜蛍光 choroidal flush が引き続きみられるが，均一ではなく小葉単位で進行するため斑状になる．

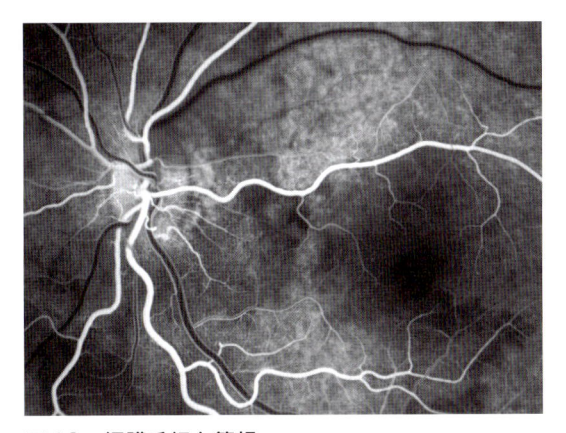

図18 網膜毛細血管相
網膜動脈相に引き続いて直ちに毛細血管の造影が始まる．

※http://www.kanehara-shuppan.co.jp/minitsuku/

d. 網膜静脈相

　初期静脈相は，黄斑部の細静脈から主幹静脈の造影が始まる時期で，静脈壁に沿った部のみに蛍光が認められる層流 laminar flow がみられる．これは網膜静脈では血管壁に沿う血流が，静脈中央部の血流より早いためである（図19）．後期静脈相は，動脈の蛍光が静脈より減弱している時期である（図20）．

e. 造影後期相（10分以後）

　脈絡膜，ブルッフ膜，強膜などの組織染が認められる時期（図21）．

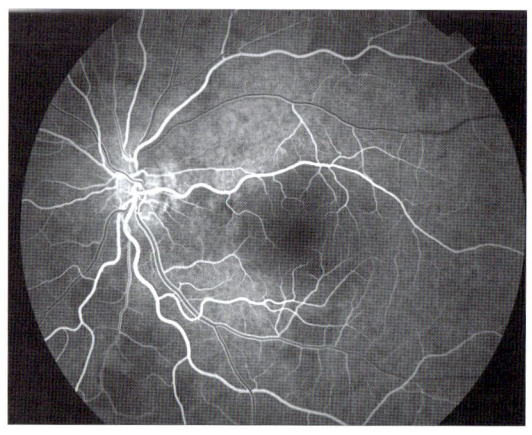

図19　初期静脈相
　黄斑部の細静脈から主幹静脈の造影が始まる時期．静脈壁に沿った部のみに蛍光が認められる層流がみられる．

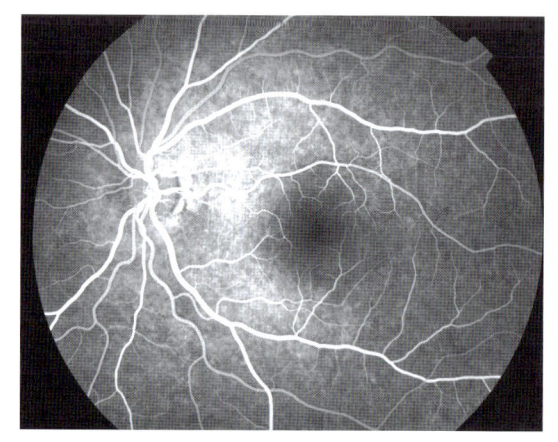

図20　後期静脈相
動脈の蛍光が静脈より減弱している時期．

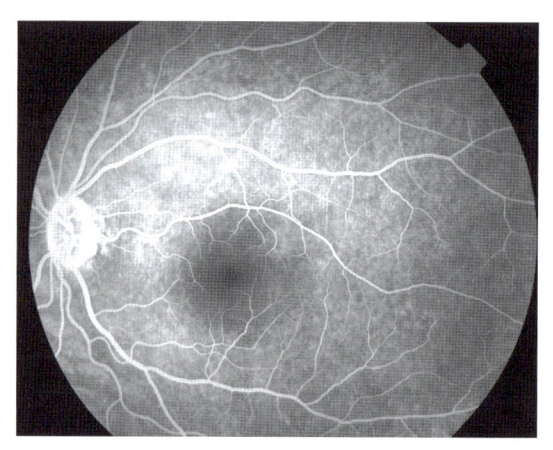

図21　造影後期相
　脈絡膜，ブルッフ膜，強膜などの組織染が認められる時期．

❷ 代表的な異常所見

異常所見は過蛍光と低蛍光に分けられる．

(1) 過蛍光 hyperfluorescence

蛍光が正常ではみられない部位に認める場合，および正常よりも強く認められる場合を過蛍光と判断する．次の4つがあげられる．

a. window defect

網膜色素上皮の萎縮や変性により網膜色素上皮細胞内の色素含有量の低下のため，脈絡膜蛍光が正常な網膜色素上皮の範囲に比べ強く透見される．造影早期から過蛍光を呈するが，経時的に過蛍光の範囲の拡大傾向はなく，脈絡膜背景蛍光の低下により過蛍光が弱くなる（図22）．

b. 色素貯留 pooling

外血液網膜関門の異常によって，フルオレセインが網膜下や網膜色素上皮下に貯留した状態である．網膜下の色素貯留は漿液性網膜剥離でみられ，早期から後期にかけて大きさと蛍光は増強する（図23a, b）．網膜色素上皮下の色素貯留は漿液性網膜色素上皮剥離でみられ，早期から後期にかけて大きさは不変で蛍光は増強する（図23c, d）．

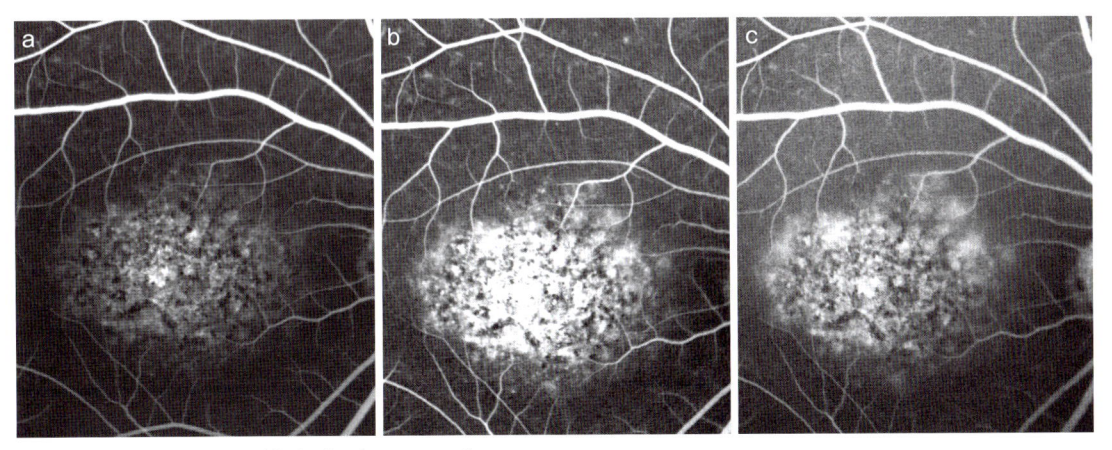

図22 window defect（黄斑ジストロフィー）
a. 33秒
b. 3分
c. 13分
　造影早期から過蛍光を呈するが，経時的に過蛍光の範囲の拡大傾向はなく，脈絡膜背景蛍光の低下により過蛍光が弱くなる．

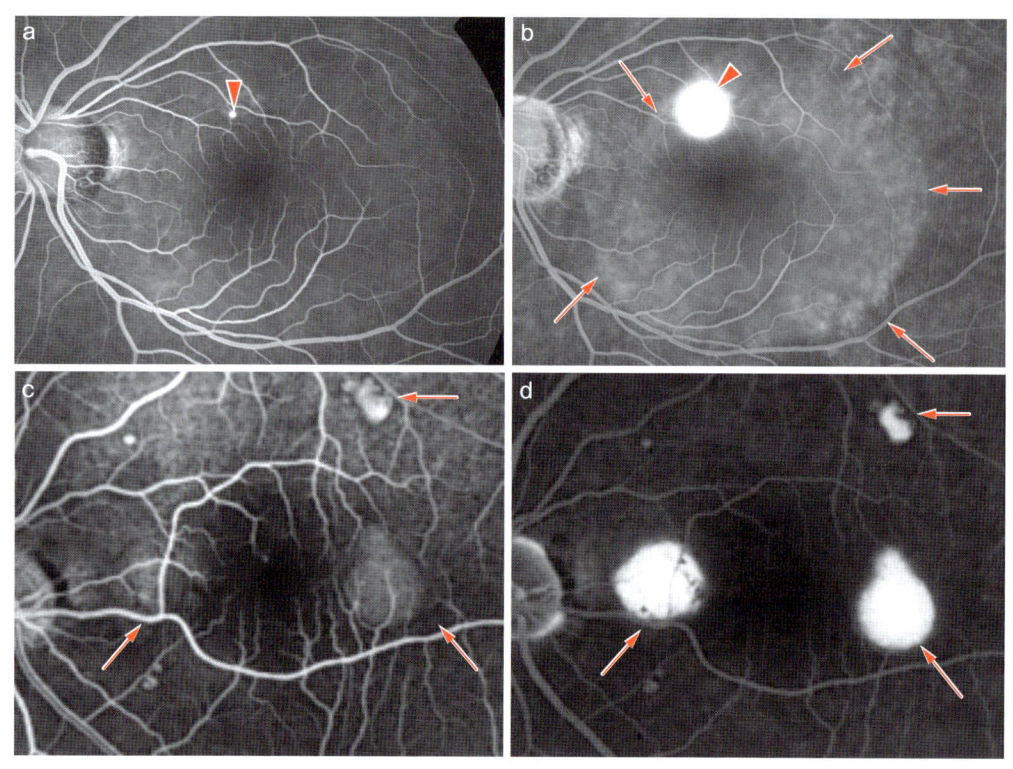

図23　色素貯留 pooling
a, b. 漿液性網膜剥離（a. 24秒, b. 10分）：早期から後期にかけて大きさと蛍光は増強する（矢印），色素漏出部位は後期に拡大する（矢頭）．
c, d. 漿液性網膜色素上皮剥離（c. 18秒, d. 10分）：3カ所の網膜色素上皮剥離は早期から後期にかけて大きさは不変で蛍光は増強する（矢印）．

c．色素漏出 leakage

　血管からフルオレセインが漏出した状態である．異常な脈絡膜血管では，例えば脈絡膜新生血管は早期から後期にかけて大きさと蛍光は増強する（図24a, b）．内血液網膜関門の異常である囊胞様黄斑浮腫は早期から後期にかけて大きさと蛍光は増強するが，造影後期に中心窩領域は花弁状の過蛍光としてみられ（図24c），中心窩周囲は囊胞が小さく蜂巣状の過蛍光としてみられる（図24d）．異常な網膜あるいは（視神経）乳頭の血管では，例えば増殖糖尿病網膜症の新生血管は早期から過蛍光を呈し，後期に蛍光は増強する．

d．組織染 staining

　フルオレセインにより組織が染色された状態で，早期から後期まで過蛍光を呈し，大きさは不変で後期に周囲の健常部との境界が比較的鮮明である．網膜血管壁，活動性のない脈絡膜新生血管（図25）や瘢痕組織などでみられる．

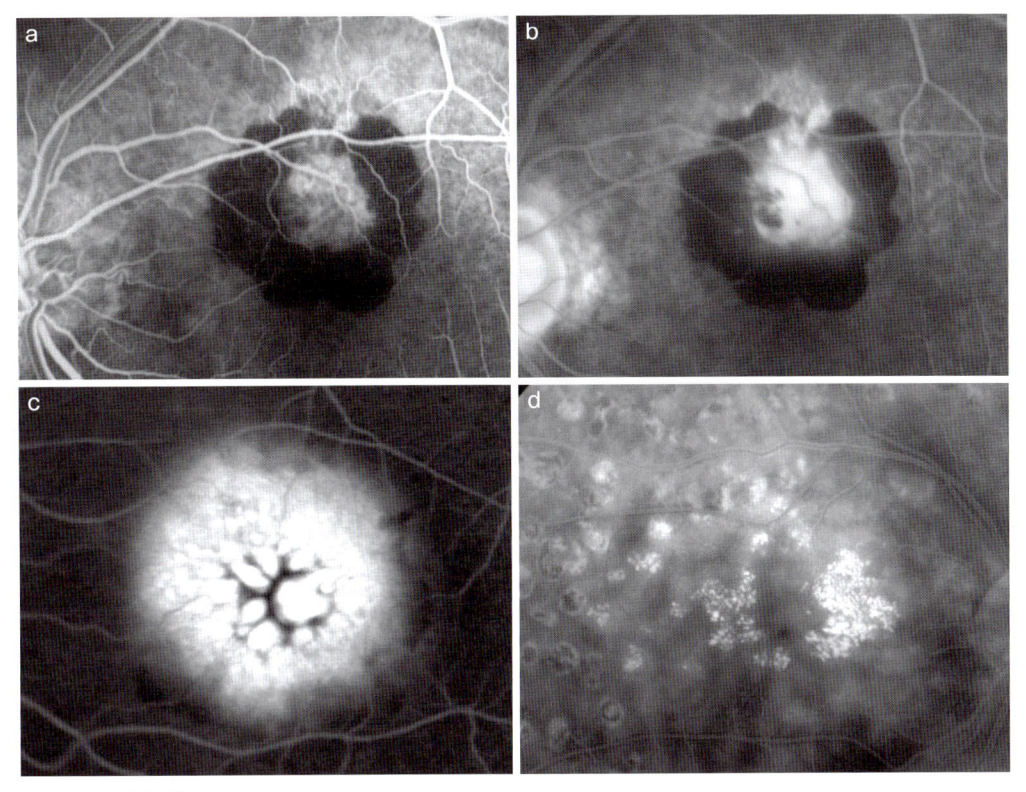

図 24　色素漏出 leakage
a, b. 脈絡膜新生血管（a. 17秒，b. 7分）：早期に網目状の過蛍光を呈し，後期にかけて大きさと蛍光は増強する．
c, d. 囊胞様黄斑浮腫（c. 10分，d. 10分）：造影後期に中心窩領域は花弁状過蛍光（c），中心窩周囲は囊胞が小さく蜂巣状の過蛍光（d）としてみられる．

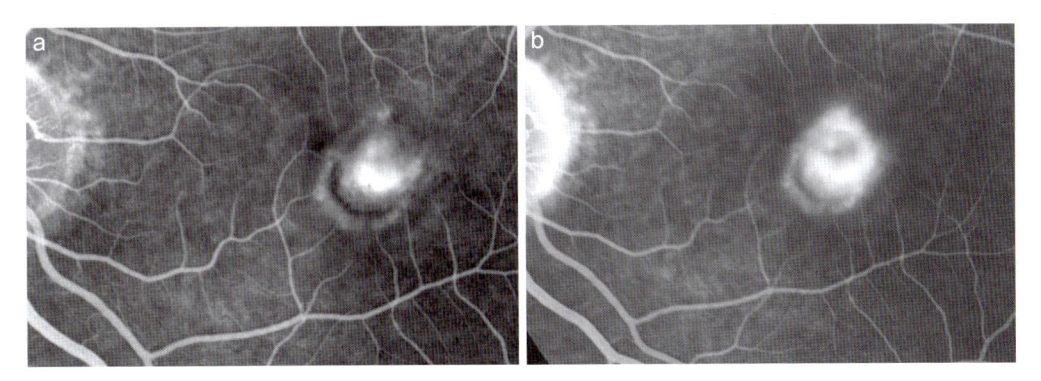

図 25　組織染 staining（活動性のない脈絡膜新生血管）
a. 1分
b. 10分
　早期から後期まで過蛍光を呈し，大きさは不変で後期に周囲の健常部との境界は比較的鮮明である．

(2) 低蛍光 hypofluorescence

正常でみられる蛍光が認められない場合，および正常よりも弱く認める場合を低蛍光とする．

a. 蛍光遮断 blocked fluorescence

背景蛍光がその前方に存在する出血，色素沈着，硬性白斑などによって遮断され低蛍光となる．例えば，硝子体や網膜前の出血は網膜血管を含めすべての蛍光が遮断され，網膜下の出血は網膜血管は検出されるが，脈絡膜の蛍光は遮断される（図26）．

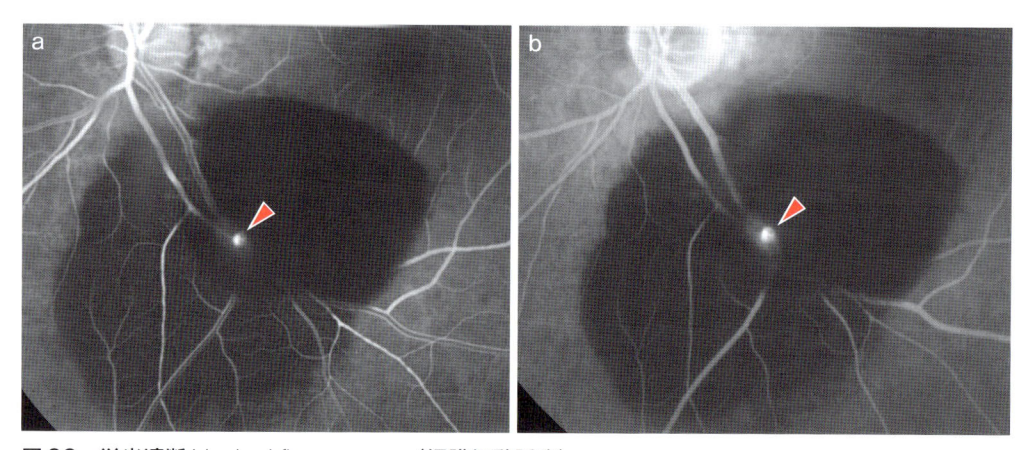

図26　蛍光遮断 blocked fluorescence（網膜細動脈瘤）
a．17秒
b．10分
　網膜細動脈瘤（矢頭）より上方の網膜前の出血は網膜血管を含めすべての蛍光が遮断され，下方の網膜下の出血は網膜血管は検出されるが，脈絡膜の蛍光は遮断される．

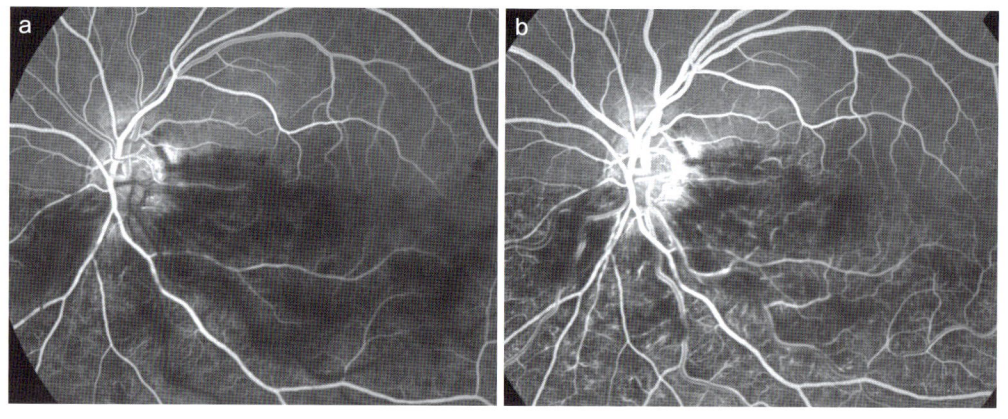

図27　充盈遅延 filling delay（半側網膜中心静脈閉塞症）
a．17秒
b．21秒
　17秒で視神経乳頭上方の網膜静脈には層流がみられるが，下方の網膜静脈は充盈が遅延している．21秒で上方の網膜静脈には層流はすでに消失しているが，下方の網膜静脈は層流がみられる．

b. 充盈遅延 filling delay

　フルオレセインの流入が通常よりも遅れる状態で，初期静脈相に脈絡膜背景蛍光が低蛍光であれば脈絡毛細管板の充盈遅延である．網膜血管の充盈遅延は，周囲の血管の造影の有無で確認する（図27）．

c. 充盈欠損 filling defect

　血管が完全に閉塞あるいは消失しているため，フルオレセインが流入せず造影早期から後期まで低蛍光が持続した状態．例えば，前増殖糖尿病網膜症や網膜静脈分枝閉塞でみられる毛細血管が閉塞した無灌流領域は，造影早期から後期まで低蛍光となる（図28）．

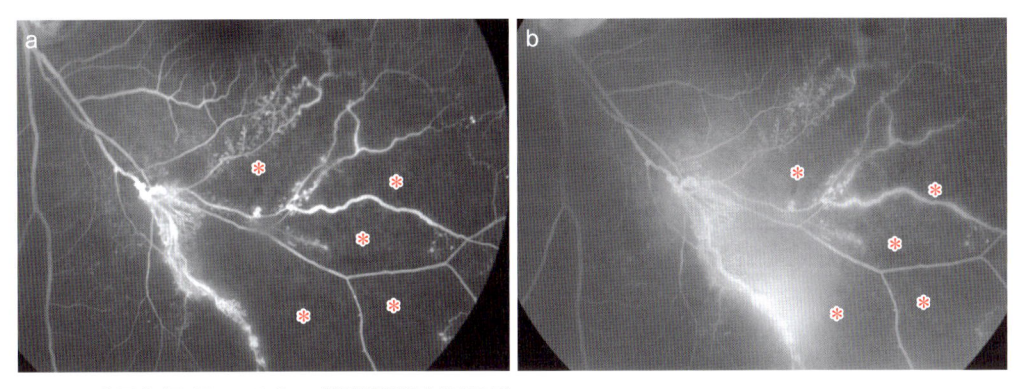

図28　充盈欠損 filling defect（網膜静脈分枝閉塞）
a. 44秒
b. 10分
　毛細血管が閉塞した無灌流領域は，造影早期から後期まで低蛍光となる（＊）．

Column　●IAは日本から始まった●

　意外に知られていないが，日本はIA発祥の地である．これは世界に誇るべき日本発信の大発見だと思う．今まで網膜色素上皮の下に隠れていた脈絡膜の画像を見ることができる，IAの登場には本当にわくわくした．ICG造影研究会も発足し，会では熱烈な議論が交わされた．そして，このIAを世界初の実用化に導いたのは，所　敬教授（現名誉教授）のもと，一貫して実用化に取り組まれた林　和彦助教授（現林眼科）であった．これは林先生が東京医科歯科大学にいらっしゃった頃になされた仕事であり，何と東京医科歯科大学はIA発祥の地なのである．IAが実用化されたおかげで，今日のポリープ状脈絡膜血管症や網膜血管腫増殖も診断ができ，疾患概念が確立されたのである．林先生の偉大な発見と，それを支援された所先生に心から畏敬の念を表したいと思う．

6 IAの正常所見と代表的な異常所見

❶ 正常所見―時間的な変化(図29)※

a. 脈絡膜動脈相

後極部から周辺部に分枝する脈絡膜動脈が造影される時期．短後毛様動脈が脈絡膜に流入後，束状に周辺部へと造影されていく(図29a)．

b. 脈絡膜動静脈相

脈絡膜動脈が造影されてから3〜5秒後に脈絡膜静脈も造影される時期で，脈絡膜蛍光が最も強くなる(図29b)．

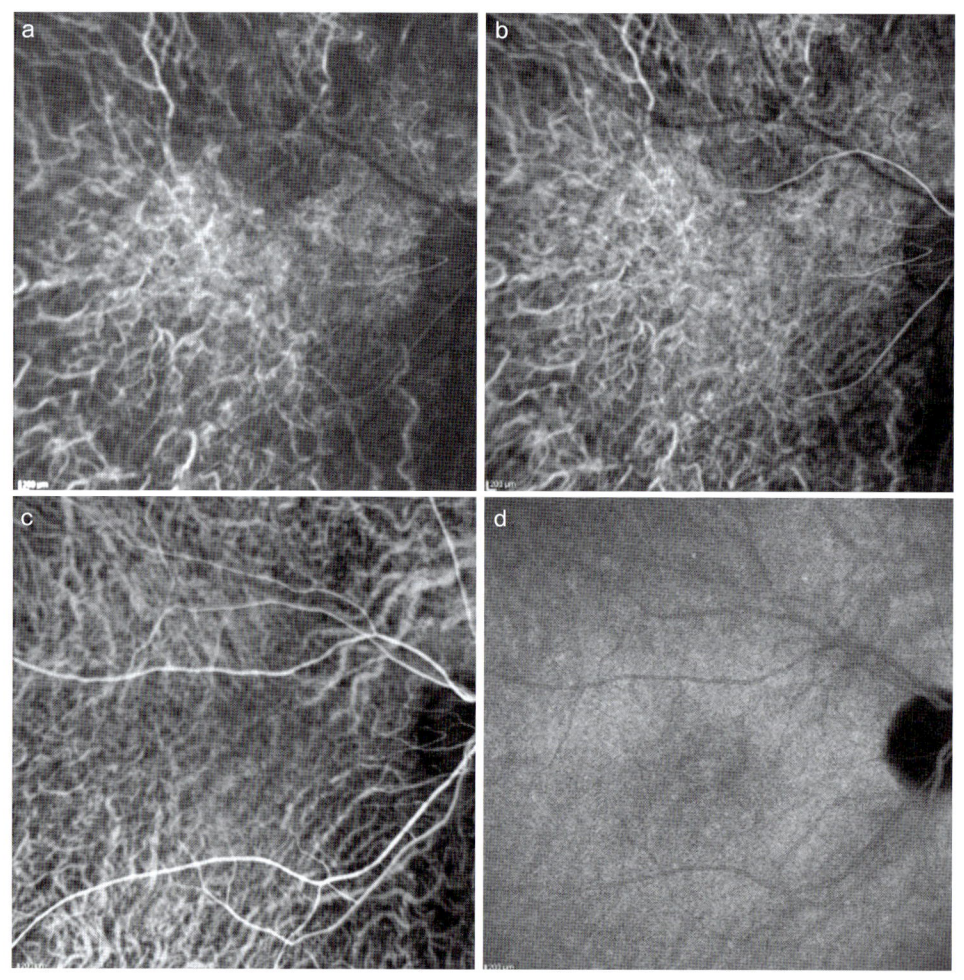

図29 正常所見
a. 20秒　脈絡膜動脈相：後極部から周辺部に分枝する脈絡膜動脈が造影される．
b. 21秒　脈絡膜動静脈相：脈絡膜静脈が造影され始めている．
c. 24秒　脈絡膜静脈相：脈絡膜動脈の蛍光が減弱して，脈絡膜静脈の蛍光が優位となっている．
d. 15分　消退相：脈絡膜血管内のICGはほとんど消失し，均一なびまん性脈絡膜蛍光が認められ，網膜血管と脈絡膜血管は黒くシルエット様にみえる．

※ http://www.kanehara-shuppan.co.jp/minitsuku/

c. 脈絡膜静脈相

脈絡膜動脈の蛍光が減弱して，脈絡膜静脈の蛍光が優位となる時期（図29c）．

d. 消退相

ICG色素の静脈注射15〜20分後の造影後期で脈絡膜血管内のICGはほとんど消失し，均一なびまん性脈絡膜蛍光が認められる時期．網膜血管と脈絡膜血管は黒くシルエット様にみえる（図29d）．

❷ 代表的な異常所見

異常所見は過蛍光と低蛍光に分けられる．また，脈絡膜新生血管を含む脈絡膜血管の形態変化は，IAで検出できる代表的な異常所見である．

(1) 過蛍光 hyperfluorescence

a. 色素貯留 pooling

色素貯留は，血液網膜関門の異常によって蛍光色素が網膜下，網膜色素上皮下の

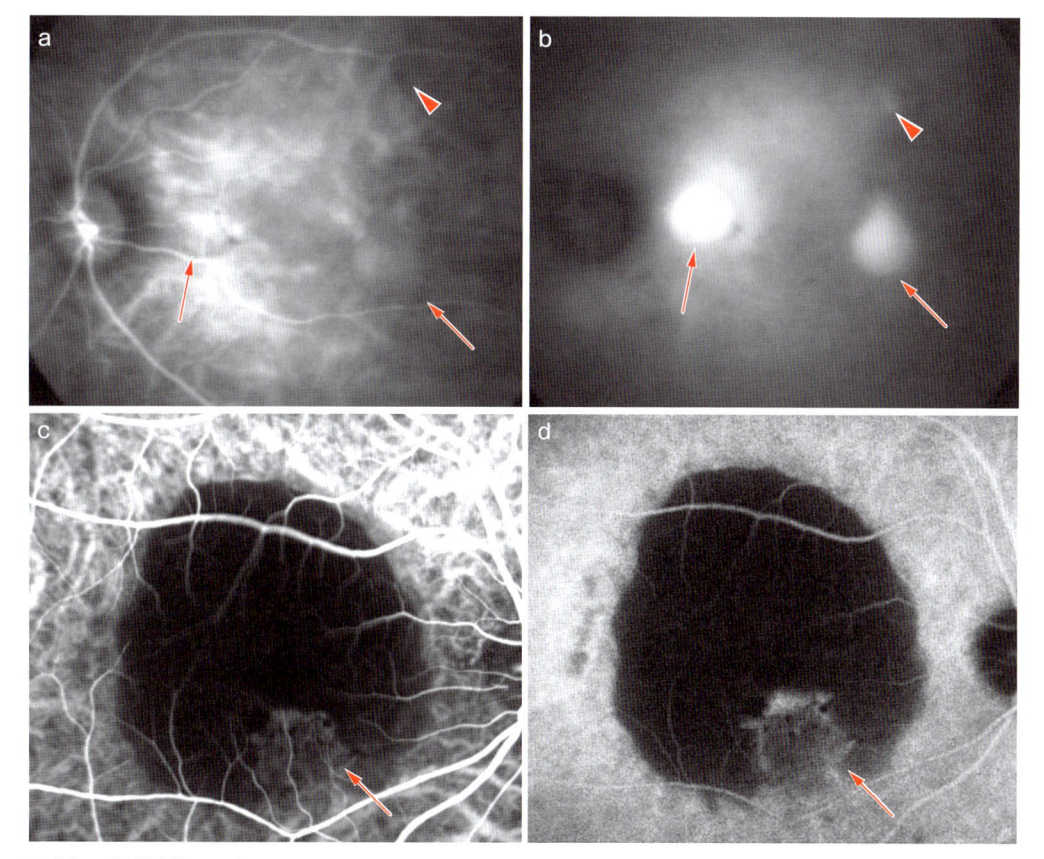

図30　色素貯留 pooling
a, b. 漿液性網膜色素上皮剥離（図23c, dと同一症例　a. 39秒，b. 19分）：2カ所の網膜色素上皮剥離は早期から後期にかけて大きさは不変で，蛍光は増強する（矢印）．1カ所は早期低蛍光で後期過蛍光を呈する（矢頭）．
c, d. 漿液性網膜色素上皮剥離（c. 21秒，d. 15分）：下液による蛍光遮断があり，後期まで低蛍光を呈する．下方に脈絡膜新生血管の過蛍光を認める（矢印）．

組織の空間に貯留した状態である．ICG色素は分子量が大きく，さらに多くが血漿蛋白と結合しているので血液網膜関門の異常部位を透過しにくく，しかも透過するのに時間がかかるためFAで認める漿液性網膜剝離の色素貯留による過蛍光は，IAでは検出できないことが多い．網膜色素上皮剝離では，FA所見と同様に早期から後期まで大きさが変わらず蛍光が増強するもの（図30a, b）や網膜色素上皮剝離内の下液による蛍光遮断がある場合には，後期まで低蛍光を呈する場合（図30c, d）や後期に過蛍光を呈する場合がある（図30a, b）．

b．組織染 staining

　組織染はICG色素が組織を染色した状態で，造影早期では不明瞭で後期にかけて過蛍光が強くなる．IAでは，時間の経過とともに周囲の正常な範囲のベール状の過蛍光がwash outされ減弱してくると確認しやすくなる．

　線維化した脈絡膜新生血管など血管を含む組織は組織染を示す．しかし，線維化した組織自体の蛍光遮断により，FAに比べ検出しにくく低蛍光になる場合が多い．また，原田病などにみられる病的な乳頭（図31）や血管炎を伴う網膜血管，障害された網膜色素上皮やブルッフ膜も組織染を示す．網膜色素線条の線条は，その部位の萎縮した網膜色素上皮や脆弱，断裂したブルッフ膜に色素親和性の高い成分が増加し組織染を示すことがある．中心性漿液性脈絡網膜症や多発性後極部網膜色素上皮症では，造影後期の脈絡膜毛細血管レベルに境界不鮮明な組織染がみられる．これは異常脈絡膜組織染と呼ばれる所見であり，脈絡膜血管透過性亢進の所見であると考えられている．FAの網膜色素上皮からの蛍光色素の漏出部位周囲にみられることが多いが，他の部位でもみられることもある．

c．window defect

　ICG色素の吸収および蛍光波長が800nm前後の近赤外光であり，網膜色素上皮

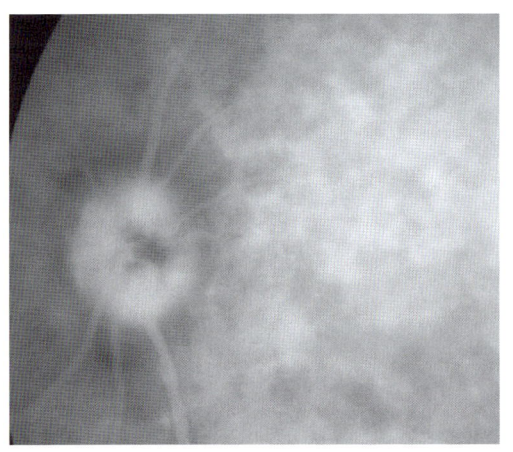

図31　組織染 staining（原田病，15分）
　病的な（視神経）乳頭が組織染による過蛍光を呈する．

の透過性がフルオレセインに比べよいため，網膜色素上皮の萎縮があっても脈絡毛細管板が正常であれば，周囲の萎縮がない部分と蛍光の強さに違いがなく window defect を確認しにくい．

(2) 低蛍光 hypofluorescence

正常でみられる蛍光が認められない場合，および正常よりも弱く認める場合を低蛍光とする．

a. 蛍光遮断 blocked fluorescence

背景蛍光がその前方に存在する出血（図32a），硬性白斑，感覚網膜あるいは網

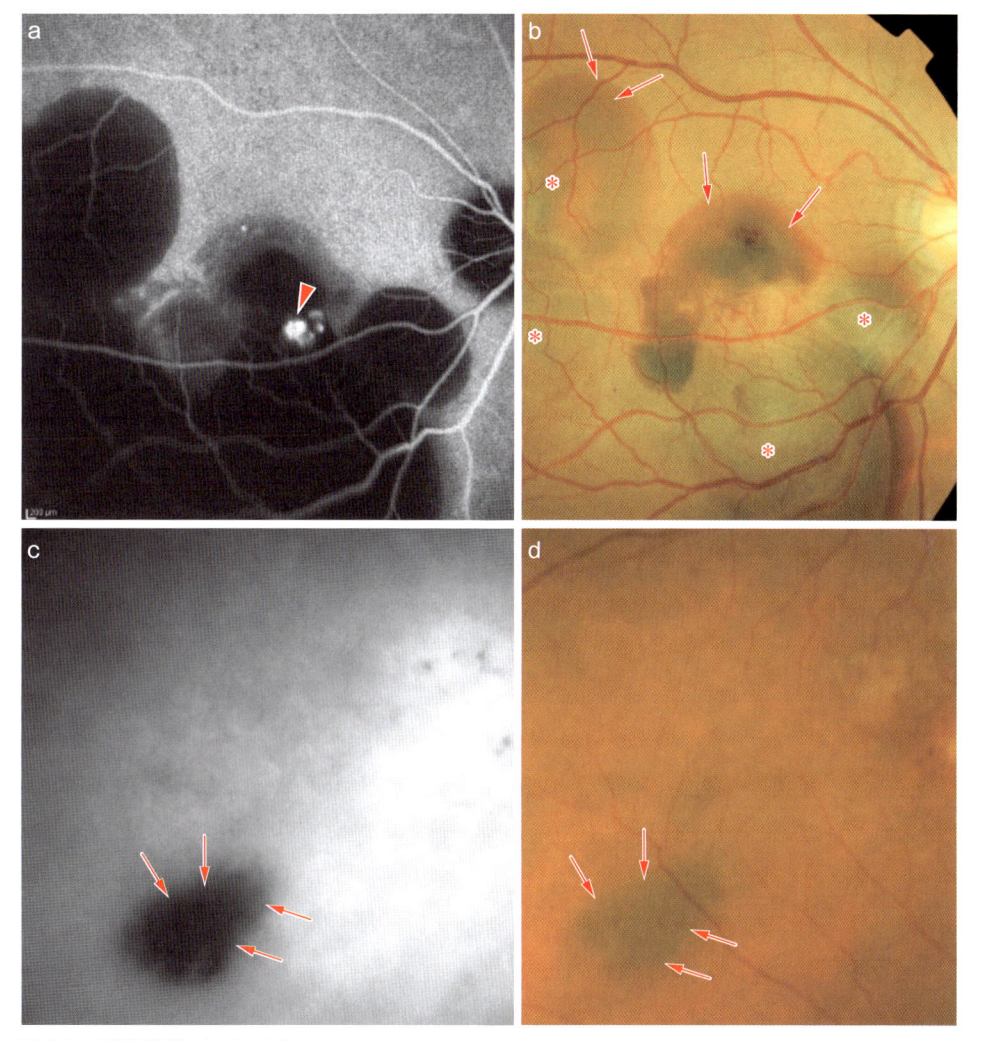

図32 蛍光遮断 blocked fluorescence
a, b. ポリープ状脈絡膜血管症　a. 左10分：カラー眼底写真でみられる網膜下出血（b, 矢印）と出血性網膜色素上皮剥離（＊）は脈絡膜背景蛍光が遮断されて低蛍光を呈する．ポリープ状病巣は過蛍光を呈する（a, 矢頭）．
c, d. 脈絡膜母斑　c. 25分：カラー眼底写真でみられる母斑は境界鮮明なメラニンの沈着によるblockを示す（矢印で囲まれた範囲）．

膜色素上皮の下液（図30），多量のメラニンなどの物質によって遮断され低蛍光となる状態である（図32c）．有髄神経線維，網膜上膜，脈絡膜新生血管，脈絡膜悪性黒色腫や転移性脈絡膜腫瘍などの脈絡膜腫瘍，重層化した網膜色素上皮などの病変組織が原因となる蛍光遮断もある．

b．充盈遅延 filling delay

ICGの流入が通常よりも遅れる状態．充盈遅延は造影剤の組織への流入が遅れて低蛍光を示すが，時間の経過で蛍光が確認できる状態である．FAと異なりIAは，脈絡膜動脈，脈絡毛細管板，脈絡膜静脈を経時的に明瞭に観察できるので脈絡膜の循環障害を判定できる．ポリープ状脈絡膜血管症の異常血管網や脈絡膜新生血管 choroidal neovascularization（CNV）とその周囲の脈絡毛細管板は，充盈遅延により低蛍光を示すことがある（図33）．

c．充盈欠損 filling defect

血管が完全に閉塞あるいは消失しているため，ICG色素が流入せず造影早期から後期まで低蛍光が持続した状態．脈絡毛細管板の萎縮あるいは消失による充盈欠損

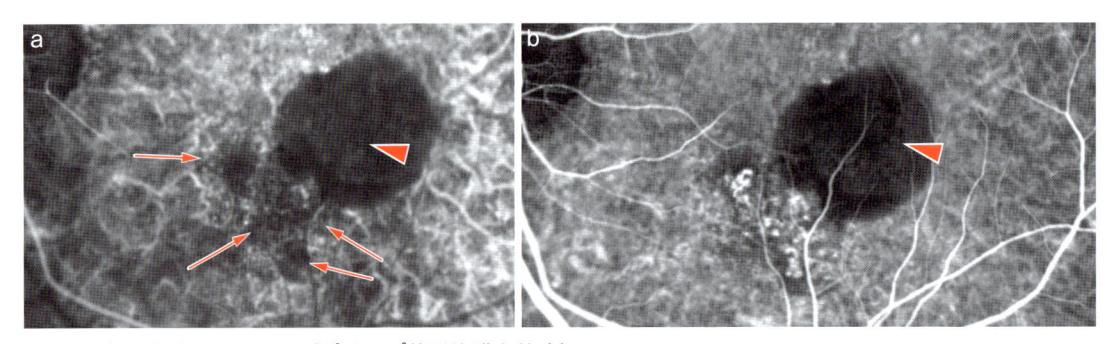

図33　充盈遅延 filling delay（ポリープ状脈絡膜血管症）
a．16秒．異常血管網とポリープ状病巣と周囲の脈絡毛細管板は充盈遅延により低蛍光を示している（矢印）．
b．36秒では充盈されている．円形の低蛍光は出血性網膜色素上皮剥離である（矢頭）．

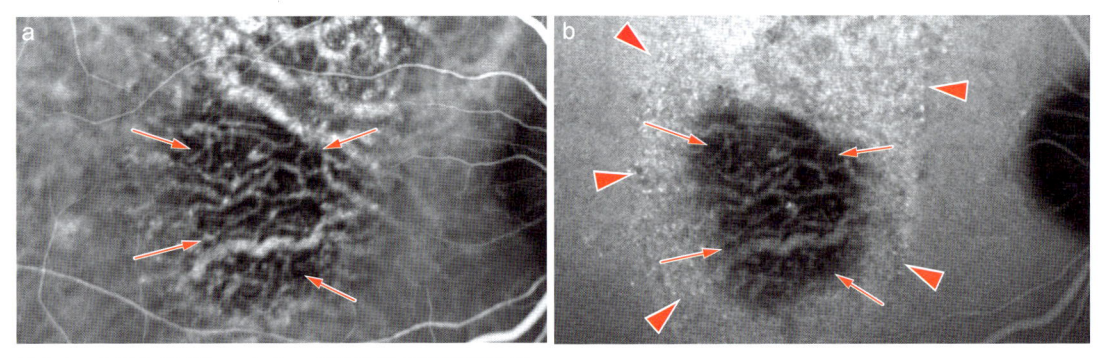

図34　充盈欠損 filling defect（萎縮型加齢黄斑変性）
a．1分．脈絡毛細管板の閉塞により早期から後期まで低蛍光を示す（矢印）．
b．15分．後期の周囲の過蛍光は，網膜色素上皮の萎縮により残存している脈絡毛細管板が周囲より過蛍光を示す（矢頭）．

による低蛍光は，時間の経過とともに周囲の脈絡毛細管板の色素の漏出が強くなり，後期には他の部位よりも低蛍光が明瞭となる（図34）．

(3) 形態異常

a. 脈絡膜血管の走行異常

　IAは，ICG色素の網膜色素上皮の透過性がよいこととICGが血漿蛋白との高い結合率で高分子となり，脈絡膜血管からの拡散速度が遅く透過性が低く漏出が遅いため，FAでは困難である脈絡膜血管の形態異常の検出に優れている．後部ぶどう腫を伴う強度近視眼では，黄斑部に渦静脈が存在する症例があること（図35）や，薄い強膜を通して球後の血管が描出できる（図36a, b）など，特徴的な所見が観察できる．視神経乳頭周囲を取り巻くように存在する耳側短後毛様動脈と鼻側短後毛

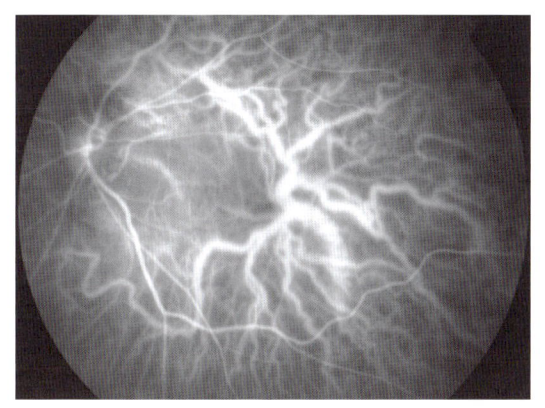

図35　黄斑渦静脈のIA所見
　黄斑部に向かって脈絡膜静脈が集合し，黄斑付近で膨大部を形成して眼外に流出している．

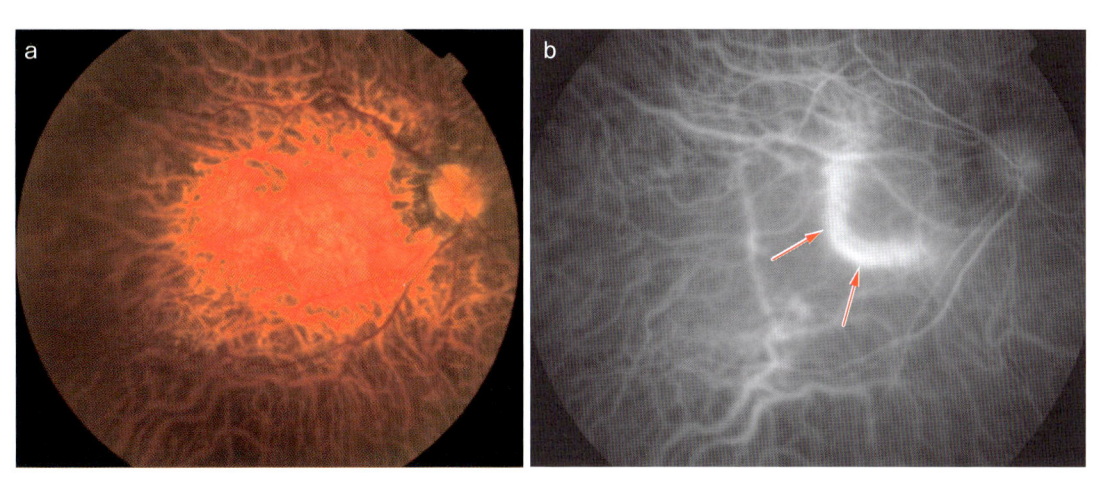

図36　強度近視眼
a．カラー眼底写真．眼底後極部にびまん性萎縮病変がみられる．
b．IA写真．眼底後極部に強い蛍光を呈する球後の血管がみられる（矢印）．眼球を動かすと球後の血管の位置が変わる．

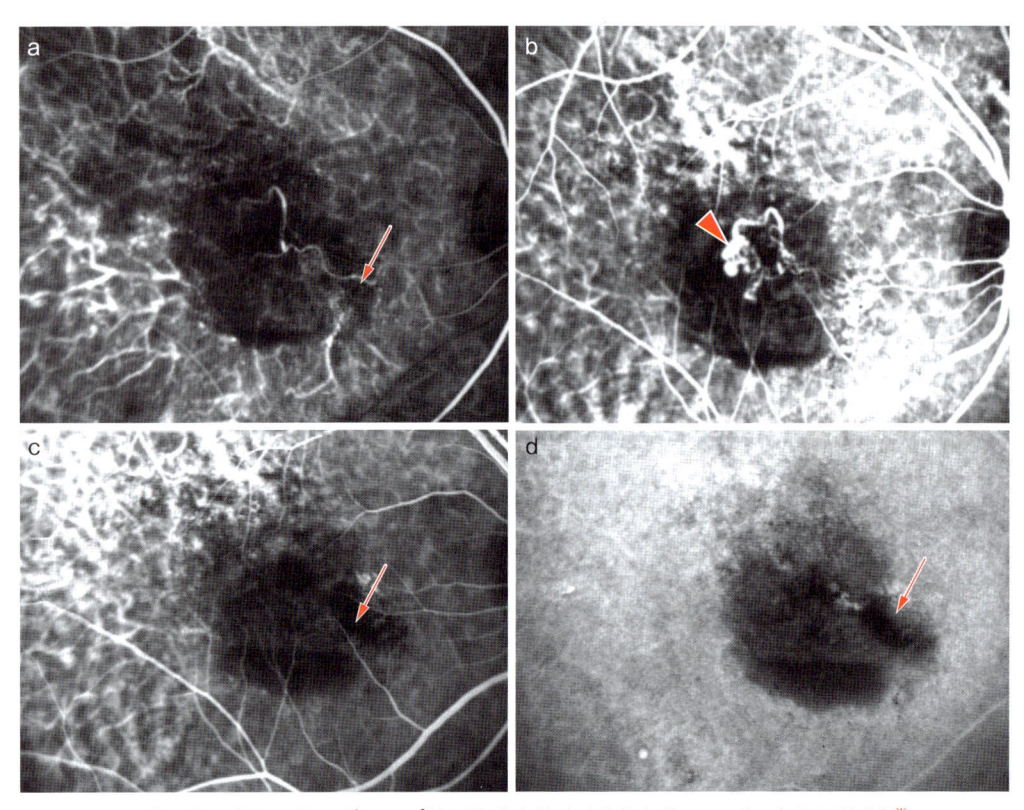

図37 脈絡膜血管の走行異常；ポリープ状脈絡膜血管症（栄養血管レーザー光凝固前後）※

a, b. 凝固前（a. 23秒，b. 34秒）：脈絡膜動脈相にポリープ状病巣の栄養血管が検出されている（a, 矢印）．中心窩にポリープ状病巣を認める（b, 矢頭）．

c, d. 凝固後（c. 32秒，d. 17分）：凝固部位は低蛍光を示し，栄養血管は閉塞し（矢印），ポリープ状病巣も閉塞している．

様動脈の吻合であるZinn-Haller動脈輪も強度近視眼では観察できる．また，加齢黄斑変性では，脈絡毛細管板が造影され始めた時点から数秒間の造影早期に，CNVの範囲とその周囲の脈絡毛細管板の充盈遅延により，CNVやポリープ状脈絡膜血管症の血管構造や栄養血管が検出される（図37）．

b．網膜血管の走行異常

通常，FAのほうがIAよりも網膜血管の形態異常を検出しやすいが，出血に覆われている網膜細動脈瘤などの網膜主幹血管の形態異常は，網膜動脈に連なる瘤状病変としてIAのほうが検出しやすい場合がある．また，ときに，短後毛様動脈が視神経乳頭部を通って網膜を貫流する毛様網膜動脈が乳頭耳側や乳頭上方にみられる（図38）．毛様網膜動脈は網膜中心動脈より早く脈絡膜層に造影が開始される．さらに，先天的な網膜血管走行異常としては網膜静脈ループ形成も比較的よくみられる所見である（図39）．

※http://www.kanehara-shuppan.co.jp/minitsuku/

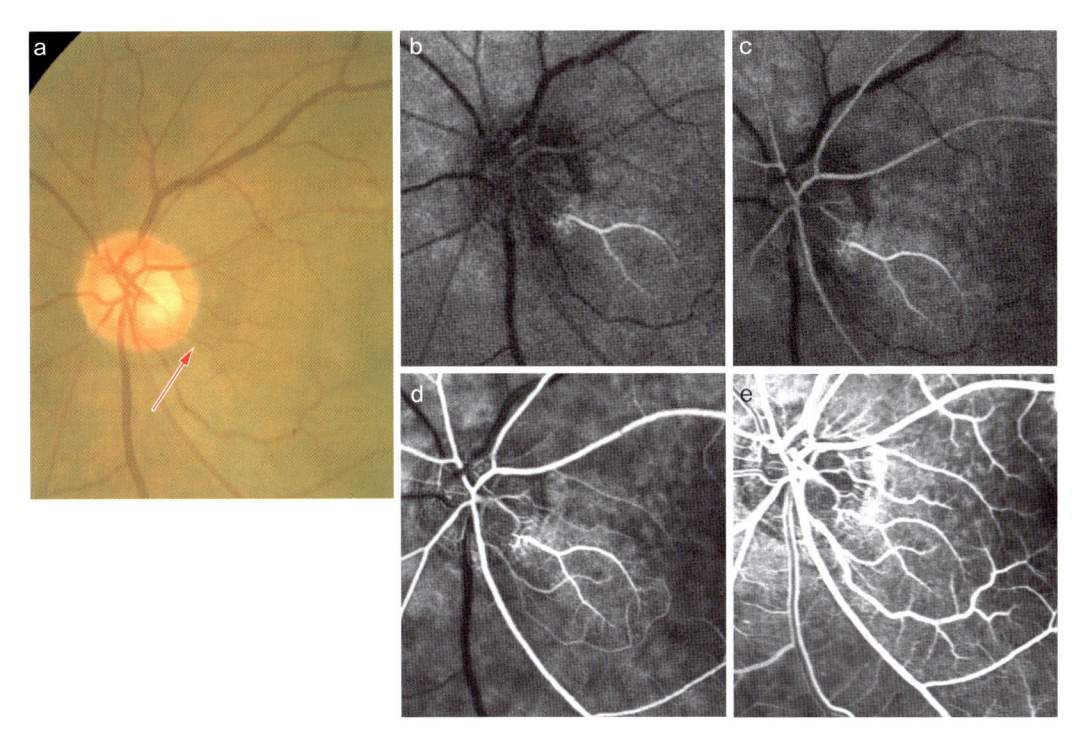

図38　毛様網膜動脈 cilioretinal artery
a. カラー眼底写真：毛様網膜動脈を認めるが（矢印），造影検査を行わないと確認できない．
b. FA早期（12秒）：視神経乳頭4時の部位に乳頭縁から毛様網膜動脈が造影される．脈絡膜背景蛍光は認めていない．
c. FA早期（13秒）：網膜中心動脈が造影され始めている時期に毛様網膜動脈は明瞭に認める．脈絡膜背景蛍光を認める．
d. FA早期（15秒）：網膜中心静脈が造影される前に，毛様網膜動脈から周囲の静脈に造影色素が循環しているのを認める．
e. FA早期（19秒）：毛様網膜動脈の周囲の静脈は，網膜主幹静脈より早く明瞭に認める．

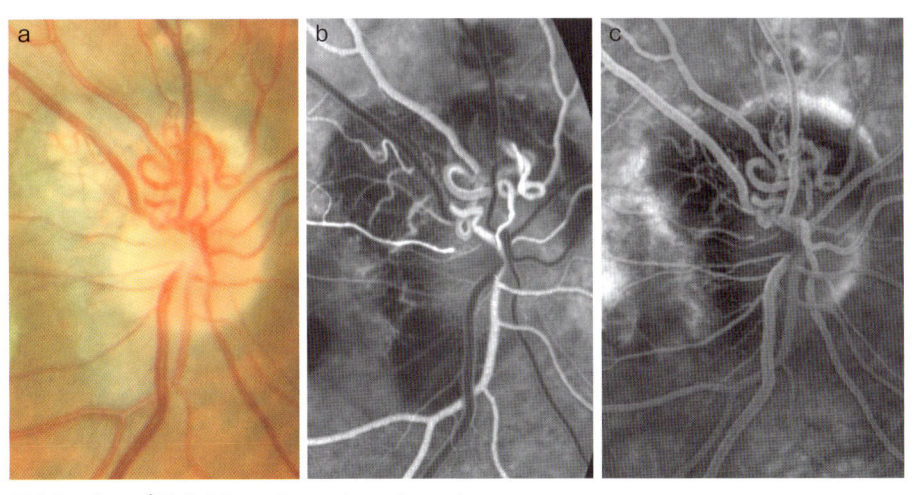

図39　ループ形成症 loop formation of arteries
a. カラー眼底写真：視神経乳頭上縁にループした血管を認める．
b. FA早期（18秒）：網膜中心動脈から分枝した血管は，ねじれとループを形成している．
c. FA後期（6分22秒）：ループした血管からの蛍光色素の漏出は認めない．

II 代表症例

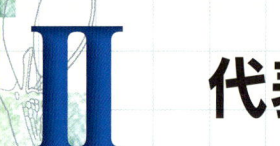

1 網膜血管疾患

❶ 糖尿病網膜症 diabetic retinopathy（DR）

糖尿病網膜症の病期分類はいくつかあるが，本稿では Davis 分類に基づく，単純糖尿病網膜症，増殖前糖尿病網膜症，増殖糖尿病網膜症の3つの病期の所見を示す．

（1）単純糖尿病網膜症 simple diabetic retinopathy（SDR）

毛細血管瘤，点状小出血のみの場合は軽症で視力障害はないが，硬性白斑や網膜浮腫が加わると中等症となり，黄斑部に浮腫が生じると視力障害をきたす．

［眼底］毛細血管瘤は丸く赤い瘤状で境界が鮮明であるのに対し，点状小出血は輪郭が不鮮明である．硬性白斑は黄白色の境界鮮明な白斑で，網膜浮腫は網膜の肥厚として認められる．

［FA］検眼鏡的に毛細血管瘤か出血か鑑別できない場合はFAで鑑別する．毛細血管瘤であれば点状過蛍光となり，出血であれば蛍光遮断による低蛍光となる．硬性白斑，網膜浮腫の近辺には，透過性が亢進し蛍光色素の血管外漏出による過蛍光を示す血管病変が存在する．網膜浮腫内の過蛍光は時間とともに増強する．

［症例］毛細血管瘤と出血（図 40a, b）

眼底写真よりFAにおいて，より鮮明に描出される．毛細血管瘤は色素貯留による過蛍光を，出血は block（蛍光遮断）による低蛍光を示す．

（2）増殖前糖尿病網膜症 preproliferative diabetic retinopathy（PPDR）

単純糖尿病網膜症の所見に，軟性白斑，網膜内細小血管異常 intraretinal microvascular abnormalities（IRMA），静脈異常の所見を一つ以上認めるもので，増殖性糖尿病網膜症への進行に注意しなければならない所見である．

［眼底］軟性白斑は柔らかく綿花のような境界不鮮明な白斑で，綿花様白斑 cotton wool patch（CWP）ともいわれる．IRMAは不規則に拡張，蛇行した血管である．静脈異常は，静脈の数珠状拡張，ループ形成，重複化などの特異な変化の所見である．

［FA］FAで無灌流領域の有無と範囲を確認し，レーザー光凝固の適応と凝固範囲を決める．軟性白斑は，前毛細血管の閉塞に伴う網膜の虚血領域に生じるため，充盈欠損に伴う低蛍光となる．

IRMAは，毛細血管が閉塞した無灌流領域に発生する細動静脈間の shunt vessel であり，低蛍光を示す無灌流領域の中，あるいは近接して不規則に拡張，蛇行した

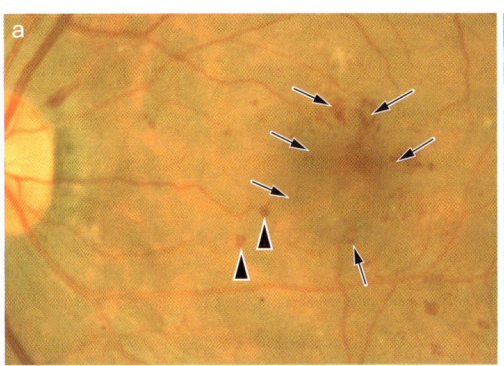

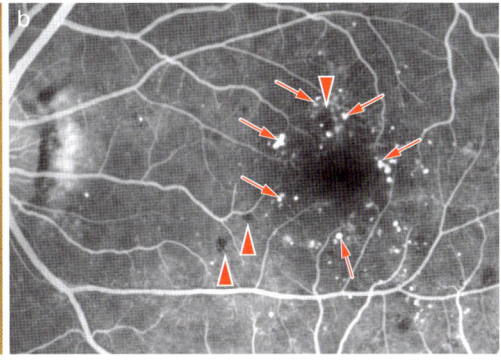

図40 毛細血管瘤と出血
a. カラー眼底写真：黄斑部に毛細血管瘤（矢印）と出血（矢頭）が散在する．
b. FA：毛細血管瘤は点状の過蛍光として認め（矢印），出血はblock（蛍光遮断）に伴う低蛍光として認める（矢頭）．

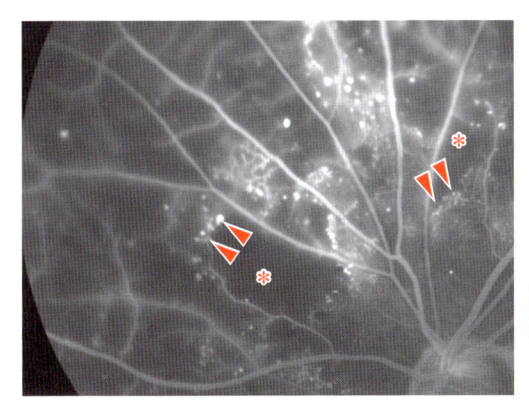

図41 網膜内細小血管異常（IRMA）
FA：IRMAは不規則に拡張，蛇行した血管として，無灌流領域（＊）に隣接して認められる（矢頭）．

血管として認める．静脈異常は，周囲に出血による蛍光遮断がなければ，静脈が数珠状拡張，ループ形成，重複化して認める．

[症例] **網膜内細小血管異常（IRMA）**（図41）

無灌流領域に隣接する，不規則に拡張，蛇行した血管として観察される．

（3）増殖糖尿病網膜症 proliferative diabetic retinopathy（PDR）

網膜新生血管を認めた時点でPDRと診断される．新生血管には，乳頭上新生血管 neovascularization of disc（NVD）とその他の部位の新生血管 neovascularization elsewhere（NVE）とがある．新生血管の破綻や収縮により硝子体出血や牽引性網膜剝離を生じる．

[眼底] NVDは乳頭上から広がる異常な走行を示す血管であるが，進行したものは白色の線維増殖を伴って認める．NVEは乳頭上以外に認め，進行したものはNVDと同様に白色の線維増殖を伴って認める．硝子体出血や牽引性網膜剝離の進行の程度が強いと眼底が詳細に観察できないこともある．

[FA] 新生血管は血液網膜関門がないため強い蛍光漏出を示し，硝子体側に拡散する．小型の新生血管で線維増殖を伴っていないものは眼底検査のみでは発見されない場合もあり，FAでの確認を要する．

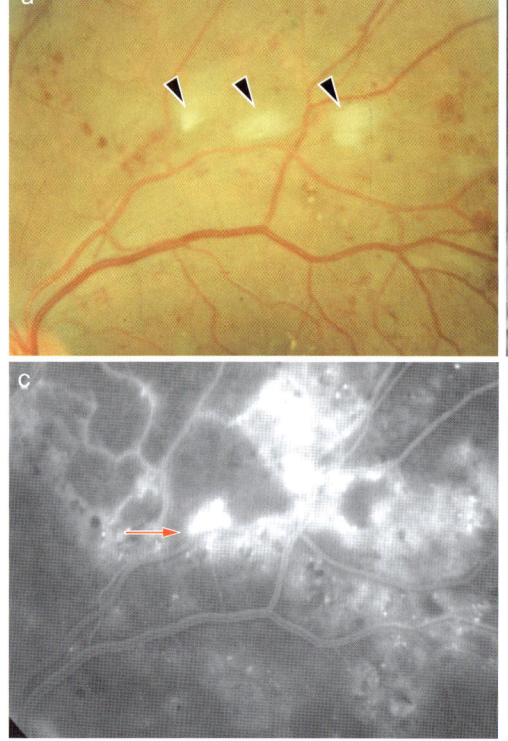

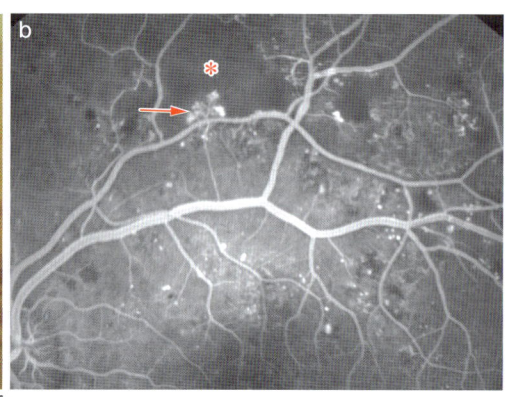

図42　PDRにみられる網膜新生血管
a. カラー眼底写真：境界不鮮明な軟性白斑（矢頭）を認める．新生血管は明らかでない．
b. FA早期（1分）：無灌流（＊）の辺縁に小型の新生血管を認める（矢印）．
c. FA後期（9分）：新生血管は蛍光漏出を示し（矢印），硝子体側に拡散する．

［症例］PDRにみられる網膜新生血管（図42a, b, c）
　眼底検査では軟性白斑を認め，FAでは無灌流領域の辺縁に早期から明瞭な過蛍光としてみられ，造影後期には著明な蛍光色素漏出を示す．

❷ 網膜動脈閉塞症 retinal artery occlusion

　網膜動脈閉塞症には，網膜中心動脈が閉塞する網膜中心動脈閉塞症 central retinal artery occlusion（CRAO）と，それより末梢で閉塞する網膜動脈分枝閉塞症 branch retinal artery occlusion（BRAO）とがある．本症では，心電図，心エコーなどを用いて動脈閉塞の原因となる血栓，塞栓，動脈攣縮を生じる基礎疾患を精査することも重要である．

（1）網膜中心動脈閉塞症（CRAO）

　網膜中心動脈閉塞症は突然の高度な視力低下により発症する．網膜電位図（ERG）では，網膜中心動脈が栄養血管となる網膜内層の障害により正常のa波と減弱したb波がみられる．
　［眼底］発症直後は動脈枝が狭細化する．また，後極部を中心に網膜内層の虚血壊死に伴う網膜浮腫が生じ乳白色となるが，中心窩は網膜内層が存在しないので浮腫は生じず，色調に変化はないが，周囲が白いので中心部が赤褐色に見え桜実紅斑 cherry-red spotを呈する．発症後数日経過すると網膜は菲薄化傾向となり，cherry-

郵 便 は が き

113-8790

料金受取人払郵便

本郷局承認

2993

差出有効期間
2020年10月
31日まで

(切手不要)

(受取人)
東京都文京区湯島2丁目31番14号

金原出版株式会社　編集部行

フリガナ		男・女
お名前		(　　)歳
ご住所	〒　　−	
E-mail	@	
ご職業など	勤務医(　　　　　　　　科)・開業医(　　　　　　　科) 研修医・薬剤師・看護師・技師(検査/放射線)・PT/OT/ST 企業・学生・患者さん その他(　　　　　　　　　　　　　　　　　　　　　)	

※このハガキにご記入頂く内容は、アンケートの収集や関連書籍のご案内を目的とするものです。ご記入頂いた個人情報は、アンケートの分析やデータベース化する際に、個人情報に関する機密保持契約を締結した業務委託会社に委託する場合がございますが、上記目的以外では使用致しません。以上ご了承のうえご記入をお願い致します。

◆ 弊社の図書目録(郵送)を　　　□ 希望する　□ 希望しない
◆ 弊社からの書籍案内(メール)を　□ 希望する　□ 希望しない

金原出版　愛読者カード

本書をお買い求め頂きありがとうございます。皆さまのご意見を今後の企画・
編集の資料とさせて頂きますので、下記のアンケートにご協力ください。
ご協力頂いた方の中から抽選で**図書カード1,000円分(毎月10名)**を進呈致します。
なお、当選者の発表は発送をもって代えさせて頂きます。

① **本のタイトル、購入時期をご記入ください。**

(　　　　　年　　月購入)

② **本書をどのようにしてお知りになりましたか？** (複数回答可)
- ☐ 書店・学会場で見かけて (書店・学会名：　　　　　　　　　　　　　　)
- ☐ 知人から勧められて　☐ 病院で勧められて
- ☐ 宣伝広告・書評を見て (紙誌名：　　　　　　　　　　　　　　　　　)
- ☐ インターネットで　　(サイト名：　　　　　　　　　　　　　　　　)
- ☐ ダイレクトメールで
- ☐ その他 (　　　　　　　　　　　　　　　　　　　　　　　　　　　)

③ **本書のどのような点に興味を持ち、お買い求め頂きましたか？** (複数回答可)
- ☐ タイトル　☐ 編著者　☐ 内容　☐ 価格　☐ 表紙　☐ 誌面レイアウト
- ☐ サイズ(大きさ・厚さ)　☐ その他 (　　　　　　　　　　　　　　　)

→ お選び頂いた項目について、何が良かったかを具体的にお聞かせください。
(　　　　　　　　　　　　　　　　　　　　　　　　　　　　　　　)

④ **本書の感想をお聞かせください。**
- ◆内　容　　［満足／まあ満足／どちらともいえない／やや不満／不満］
- ◆難易度　　［ちょうどよい／難しい／簡単すぎる］
- ◆価　格　　［ちょうどよい／高い／安い］
- ◆表　紙　　［とてもよい／まあよい／普通／よくない／どちらともいえない］
- ◆誌面レイアウト［とてもよい／まあよい／普通／よくない／どちらともいえない］

⑤ **本書の中で役に立ったところ、役に立たなかったところをお聞かせください。**
- ◆役に立ったところ (　　　　　　　　　　　　　　　　　　　　　　)
  - → その理由 (　　　　　　　　　　　　　　　　　　　　　　　　)
- ◆役に立たなかったところ (　　　　　　　　　　　　　　　　　　　)
  - → その理由 (　　　　　　　　　　　　　　　　　　　　　　　　)

⑥ **注目しているテーマ、今後読みたい・買いたいと思う書籍等がございましたら
お教えください。また、弊社へのご意見・ご要望など自由にご記入ください。**

(

ご協力ありがとうございました。

red spotも不鮮明となる.

[FA] 急性期には，網膜血管への色素の流入遅延，欠損を認める．腕–網膜循環時間や網膜内循環時間の延長が認められる．

[症例] CRAO（図43）

網膜中心動脈の閉塞による網膜の虚血，壊死により眼底は黄色く見え，cherry-red spotがみられる．FAでは網膜中心動脈の充盈が著しく遅延する．

(2) 網膜動脈分枝閉塞症（BRAO）

網膜動脈分枝閉塞症は分枝した動脈の1枝が閉塞する疾患で，閉塞領域に一致した視野欠損を生じる．網膜動脈の分枝部に閉塞が生じることが多い．

[眼底] 発症直後は閉塞部位の動脈枝が狭細化する．閉塞領域に一致して，網膜内層の虚血壊死に伴う網膜浮腫が生じ乳白色となる．

[FA] 閉塞部位から末梢への色素の流入遅延，欠損を認める．

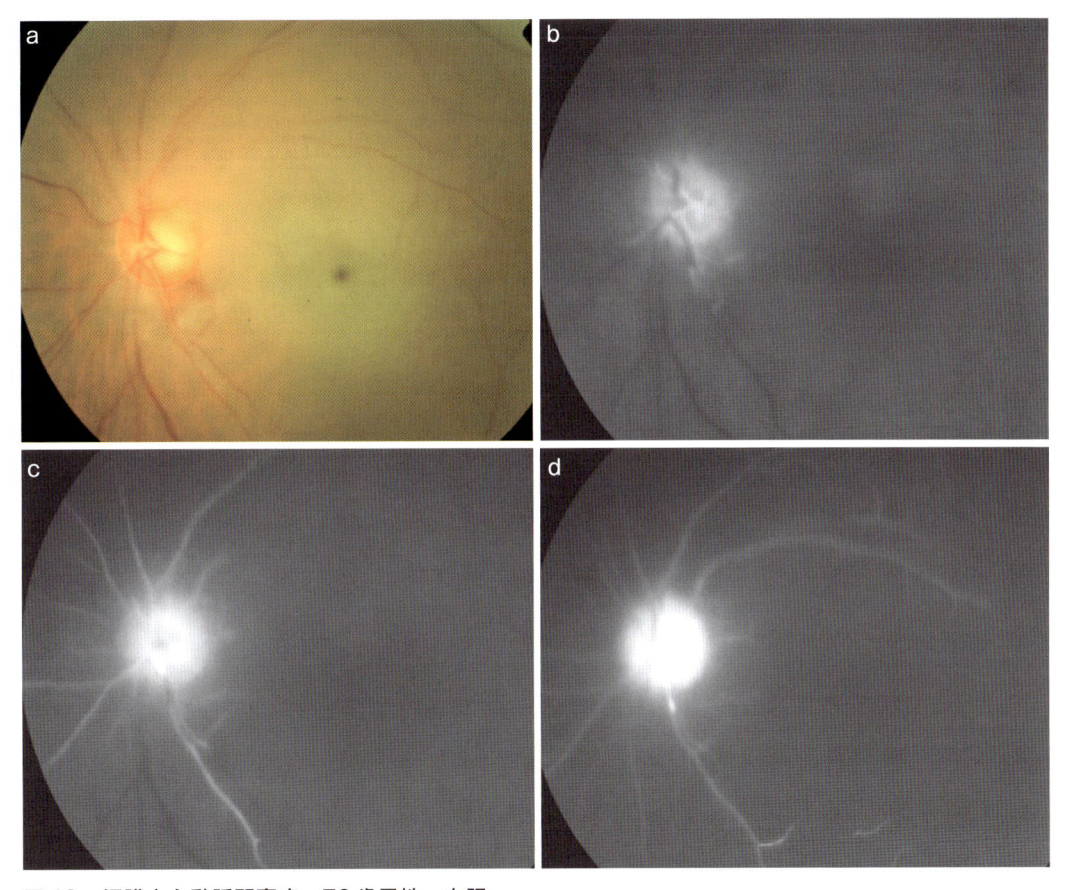

図43 網膜中心動脈閉塞症　70歳男性　左眼
a. カラー眼底写真：網膜動脈の狭細化，後極部網膜の混濁，cherry-red spotを認める．
b. FA早期（29秒）：脈絡膜血管は造影されるので背景蛍光は明るくなるが，網膜主幹動脈は造影されない．
c. FA早期（1分10秒）：網膜主幹動脈が造影され始めているが，後極部の血管は造影されていない．網膜主幹静脈はまだ造影されていない．
d. FA後期（5分）：上耳側網膜主幹動脈が後極部に造影され始めているが，網膜静脈は（視神経）乳頭近くで一部が造影されているのみである．

[症例] BRAO（図44）

動脈閉塞部位から扇状に乳白色の閉塞領域を認める．FAでは動脈閉塞領域における著明な充盈遅延を認める．

③ 網膜静脈閉塞症 retinal vein occlusion

網膜静脈閉塞症には，網膜中心静脈が本幹で閉塞する網膜中心静脈閉塞症 central retinal vein occlusion（CRVO）と，それより末梢で閉塞する網膜静脈分枝閉塞症 branch retinal vein occlusion（BRVO）とがある．

(1) 網膜中心静脈閉塞症（CRVO）

網膜中心静脈閉塞症は，乳頭内の強膜篩状板付近で網膜静脈が閉塞し，網膜静脈の灌流障害が発生し，血管の拡張，蛇行と網膜内出血を生じる疾患である．若年者では視神経乳頭炎，高齢者では血栓や高血圧，動脈硬化による静脈の圧迫，糖尿病が原因となる．難治性の血管新生緑内障を合併する場合があり，虚血の程度をFA

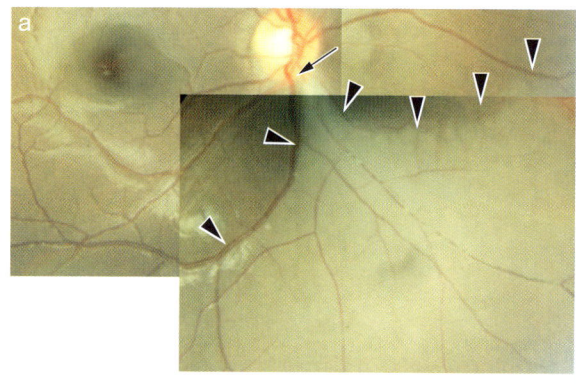

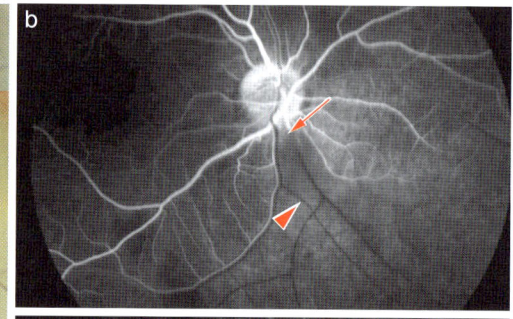

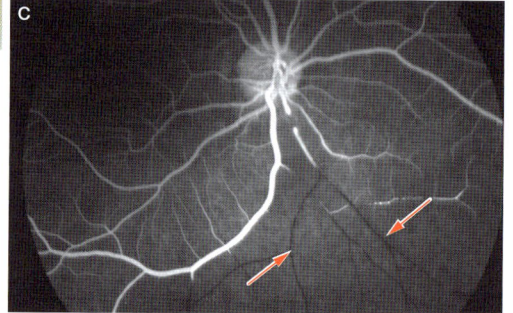

図44　網膜動脈分枝閉塞症（BRAO）　22歳女性　右眼
a. カラー眼底写真（合成）：（視神経）乳頭鼻下側に動脈閉塞部位を認め（矢印），その部位から扇状に境界鮮明な乳白色の閉塞領域を認める（矢頭）．
b. FA造影早期（13秒）：閉塞部位（矢印）より末梢には造影剤は流入していない．支配領域の静脈にも造影剤は流入していない（矢頭）．
c. FA造影早期（44秒）：動脈に造影剤は流入せず，背景蛍光により黒い線として認める（矢印）．
d. FA造影後期：動脈は造影されるも細く，数珠玉状に不均一に造影されている（矢印）．

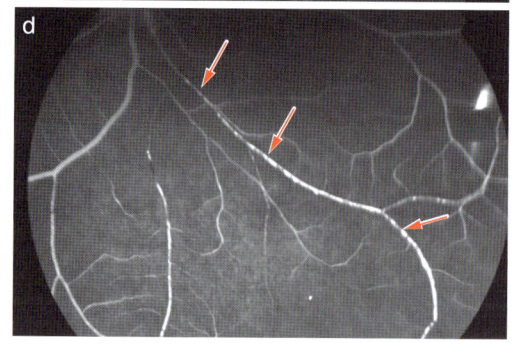

で確認する必要がある．

[眼底]（視神経）乳頭を中心に網膜神経線維に沿って放射状に網膜内出血が認められると同時に，拡張，蛇行した網膜静脈を認める．出血の程度は症例により，また発症時期によりさまざまである．網膜浮腫が高度となると類嚢胞様黄斑浮腫 cystoid macular edema（CME）となる．

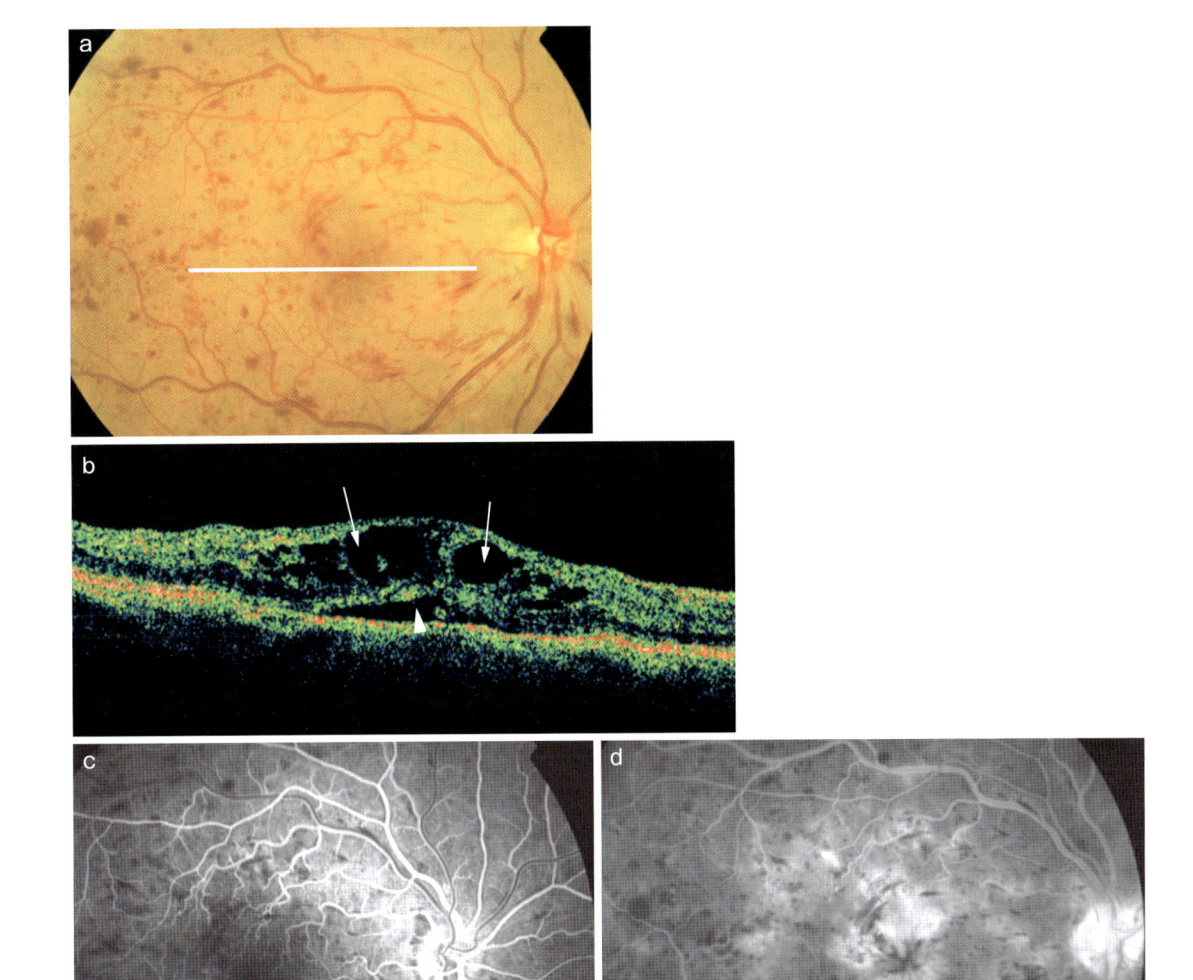

図45　網膜中心静脈閉塞症（CRVO）　68歳男性　右眼
a．カラー眼底写真：（視神経）乳頭を中心に網膜神経線維に沿って網膜内出血と拡張した血管を認める．
b．光干渉断層計 optical coherence tomography（OCT）：嚢胞（矢印）と網膜剝離（矢頭）を伴う網膜浮腫を認める．
c．FA造影早期（24秒）：網膜静脈の拡張，蛇行は軽度である．網膜内の出血部位は蛍光遮断により低蛍光となる．
d．FA造影後期（10分）：黄斑部全体に網膜血管からの蛍光色素の漏出を認め，CMEは花弁状の過蛍光として認める．

［FA］網膜内循環時間が遷延し，拡張，蛇行した網膜静脈が造影される．無灌流領域と新生血管の確認も重要であるが，発症間もない時期では網膜内の出血による蛍光遮断により毛細血管の閉塞を確認できないこともある．CME は嚢胞内への色素貯留による過蛍光として認める．

［症例］CRVO（図 45）

眼底写真では（視神経）乳頭を中心に網膜神経線維に沿った網膜内出血と拡張した網膜静脈を認め，FA 造影後期には網膜血管からの蛍光色素の漏出を認め，CMEは花弁状の過蛍光として認められる．

(2) 網膜静脈分枝閉塞症（BRVO）

網膜静脈分枝閉塞症は動静脈交叉部の血栓形成により発症する．動脈と静脈の交叉部では，外膜は動静脈に共通し，動静脈は共通の鞘で囲まれていて，動脈硬化などにより動脈が静脈を圧迫し血栓が形成されやすい．閉塞部位の末梢で血流のうっ滞が生じ出血する．

［眼底］閉塞した網膜静脈は拡張，蛇行し，その範囲に火炎状や線状の出血を認め，その中に綿花様白斑を認める．拡張，蛇行した網膜静脈から血管漏出が生じ，網膜浮腫，硬性白斑をきたす．網膜浮腫が高度となると類嚢胞様黄斑浮腫（CME）となる．また，出血吸収後に網膜血管の一部が白線化してくる．

［FA］発症間もない時期では網膜内の出血による蛍光遮断により，造影早期の網膜血管の変化をとらえることができない．造影後期に血管からの漏出と，CME の嚢胞内への色素貯留による過蛍光を認める．出血吸収後では，網膜血管や毛細血管の走行異常，血管外漏出，無灌流領域を確認できる．また，中心窩周囲の毛細血管の閉塞の範囲も確認できる．

［症例 1］BRVO（図 46）

眼底写真では動静脈交叉部閉塞部位から網膜神経線維に沿った網膜内出血を認める．FA 造影後期には，網膜血管からの蛍光色素漏出による過蛍光と嚢胞内に貯留した蛍光色素による過蛍光を認める．

［症例 2］BRVO（図 47）

FA では造影早期から，上耳側網膜動脈と網膜静脈の交叉部を起点とした網膜毛細血管拡張，毛細血管瘤の形成がみられる．造影後期には，毛細血管拡張部位から旺盛な色素漏出がみられる．

❹ 中心窩傍毛細血管拡張症 macular teleangiectasia（MacTel）

中心窩傍毛細血管拡張症は，中心窩周囲の毛細血管の拡張や毛細血管瘤を認め，その部位から滲出が生じ，黄斑浮腫が生じる疾患である．Yannuzzi らにより type 1；血管瘤型，type 2；血管拡張型，type 3；血管閉塞型に分類されている．type 1 は本邦で多く片眼性で，黄斑浮腫に伴い変視や視力低下の自覚が生じる．type 2 は

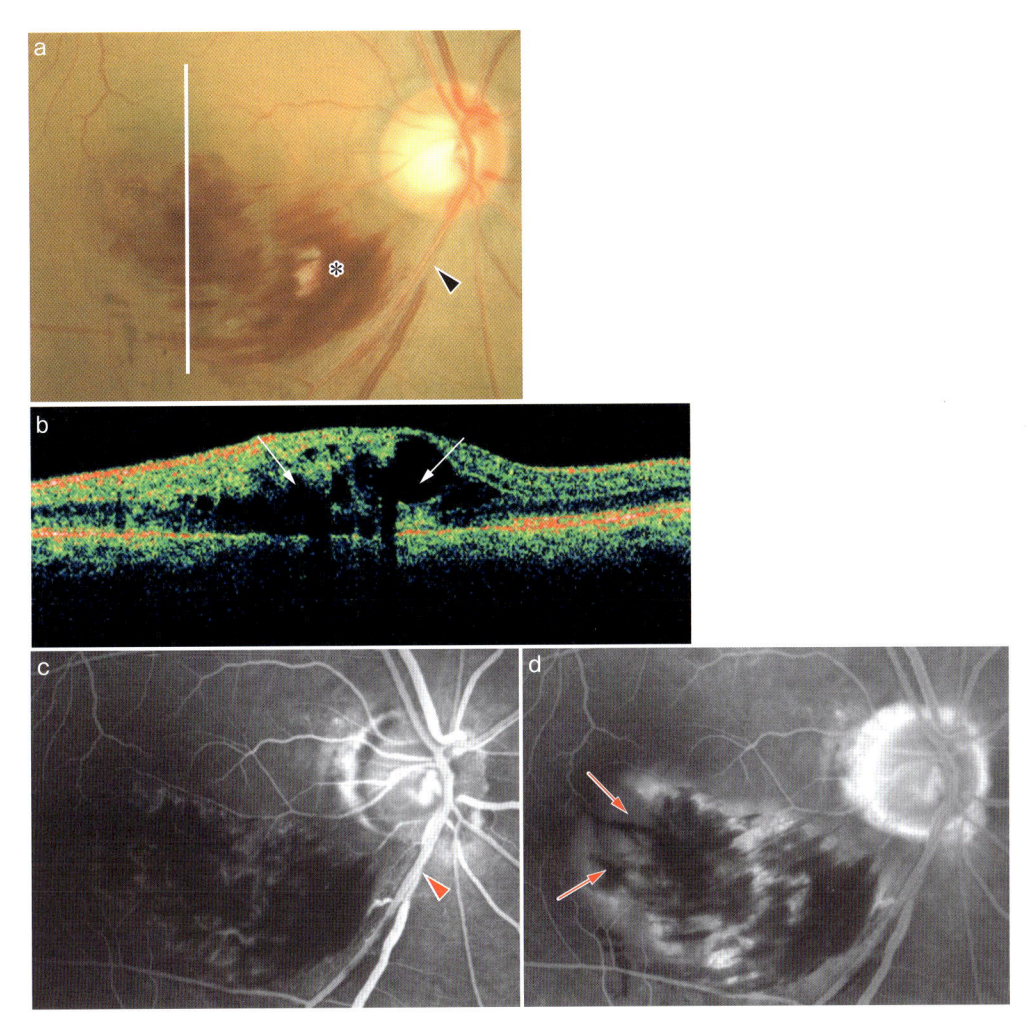

図46 網膜静脈分枝閉塞症（BRVO） 59歳男性 右眼
a. カラー眼底写真：動静脈交叉部閉塞部位（矢頭）から網膜神経線維に沿って網膜内出血を認め，軟性白斑も出血内に認める（＊）．
b. OCT：囊胞を伴う網膜浮腫を認める．
c. FA造影早期（30秒）：網膜内の出血による蛍光遮断により造影早期の網膜血管の変化をとらえることができない．動静脈交叉部閉塞部位（矢頭）の耳下側網膜主幹静脈は狭窄していて，末梢は拡張している．
d. FA造影後期（11分）：網膜血管からの蛍光色素の漏出による過蛍光と，囊胞内に貯留した蛍光組織による過蛍光を認める（矢印）．

欧米人に多く両眼性で，滲出は軽度である．type 3は稀な病態とされている．

［眼底］type 1では中心窩近傍に毛細血管瘤がさまざまな大きさでみられ，硬性白斑や時間が経過したものでは囊胞様黄斑浮腫（CME）を認める．type 2は黄斑部に灰白色の網膜混濁を認める．

［FA］type 1は造影早期に毛細血管の拡張，血管瘤がみられ，後期にその部位から色素漏出を認める．type 2はtype 1と同様に毛細血管の拡張，血管瘤がみられるが後期の色素漏出は弱い．

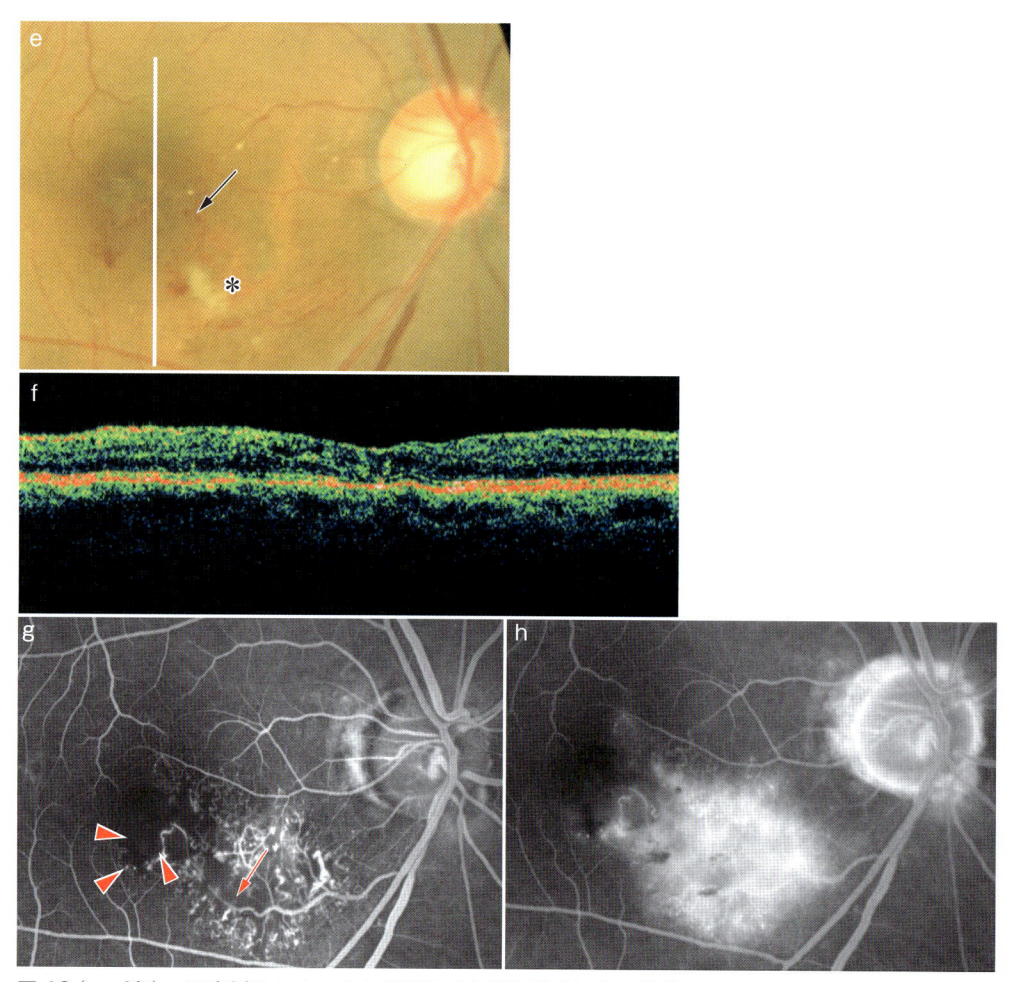

図46（つづき）　同症例のケナコルト後部テノン嚢下注射10カ月後
e. カラー眼底写真：網膜内出血は吸収し，毛細血管瘤（矢印）を伴う網膜血管異常を確認できる．軟性白斑は残存している（＊）．
f. OCT：黄斑浮腫がわずかに残存するが，囊胞は認めない．
g. FA造影早期（29秒）：中心窩周囲の毛細血管の閉塞を認める（矢頭）．軟性白斑に一致する部位に無灌流領域を認める（矢印）．
h. FA造影後期（10分）：網膜血管からの蛍光色素の漏出によるびまん性の過蛍光を認める．

[IA] type 1，type 2ともに造影早期に毛細血管の拡張，血管瘤がみられる．

[症例] MacTel（図48）

　眼底写真では，黄斑部に網膜内出血を伴う血管瘤を認め，周囲に硬性白斑を伴う．FAでは，中心窩周囲の毛細血管に数個の血管瘤を認める．

[鑑別診断] しばしばMacTelと間違えやすいのが網膜分枝静脈閉塞症の陳旧例にみられる続発性毛細血管拡張である．鑑別ポイントとしては，造影早期に網膜静脈の閉塞部位を確認し，閉塞部位があり，そこを起点に血管走行異常がみられれば網膜分枝静脈閉塞症に伴う毛細血管拡張である．また，MacTelと違い，静脈閉塞領域の限局した範囲にしか生じず，中心窩の上下にまたがって毛細血管拡張が生じることはまずない，などの相違点がある．

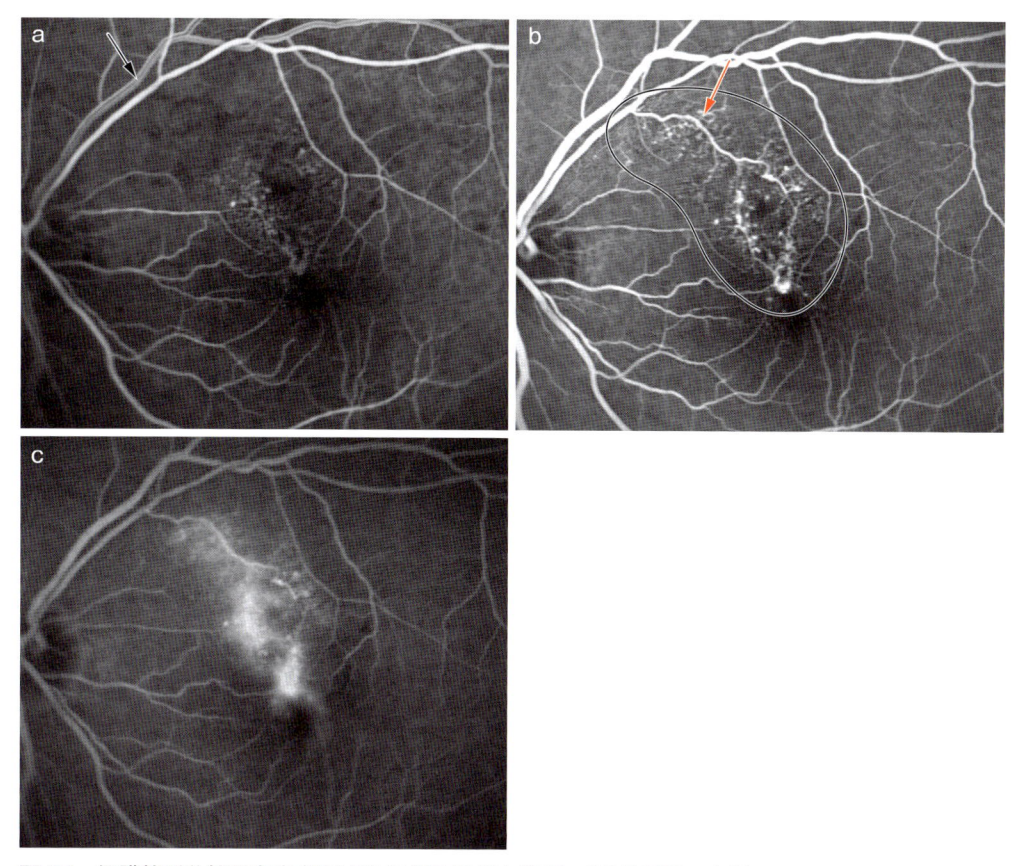

図47 網膜静脈分枝閉塞症（BRVO）に伴う毛細血管瘤　65歳男性　左眼
　傍中心窩毛細血管拡張症との鑑別：造影早期に網膜静脈の閉塞部位を確認する．閉塞部位があり，そこを起点に血管走行異常がみられればBRVOに伴う毛細血管瘤である．
a. FA造影早期（15秒）：上耳側主幹動脈との交叉部に閉塞部位がみられる（矢印）．
b. FA造影早期（22秒）：網膜分枝静脈が遅延して造影され（矢印），その周囲と末梢に血管走行異常と毛細血管瘤がみられる（線で囲まれた範囲）．
c. FA造影後期（7分）：血管走行異常と毛細血管瘤から旺盛な色素漏出を認める．

2 網膜色素上皮，脈絡膜疾患

1 ベスト病 Best disease（卵黄状黄斑ジストロフィ）

　ベスト病は常染色体優性遺伝を示す黄斑ジストロフィであり，網膜色素上皮に発現するVMD2遺伝子の変異で発症する．20歳代くらいで発症することが多く，眼球電図 electro-oculogram（EOG）の低下が特徴的である．黄斑の変性に続いて発生する脈絡膜新生血管（CNV）が視力を大きく障害する．

　［眼底］初めは卵黄様の黄色でドーム状に隆起した変化を黄斑部に認める．これは網膜色素上皮に蓄積したリポフスチンによる．その後に網膜色素上皮の障害によりリポフスチンが網膜下に放出され，卵黄様の病変からpseudohypopyonの状態に至る．

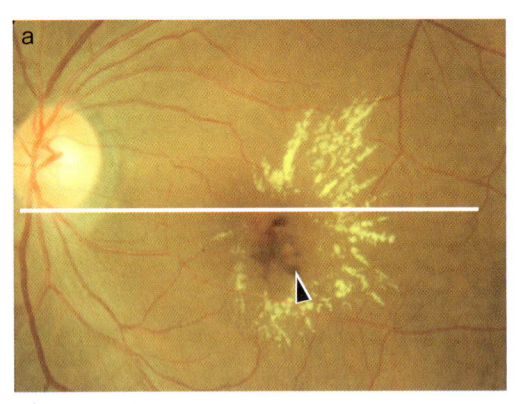

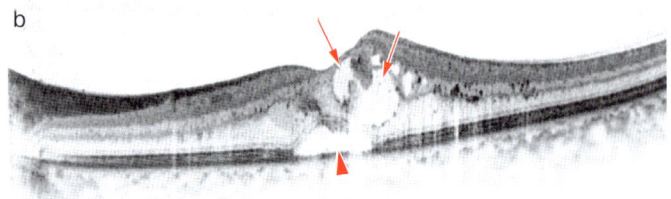

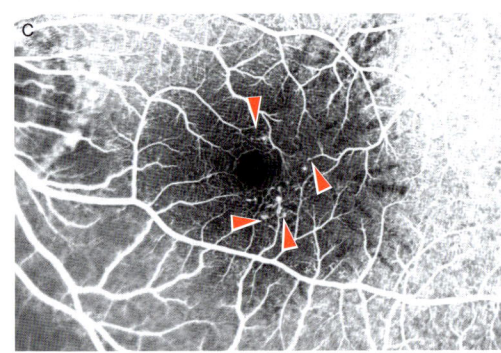

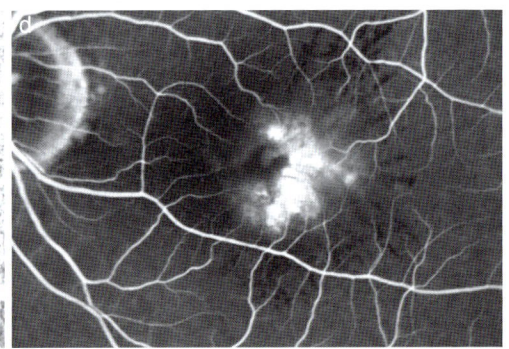

図48 中心窩傍毛細血管拡張症(MacTel)　60歳女性　左眼
a. カラー眼底写真：黄斑部に網膜内出血を伴う血管瘤を認める(矢頭)．周囲に硬性白斑を伴う．
b. OCT：囊胞(矢印)と網膜剝離(矢頭)を伴う網膜浮腫を認める．
c. FA造影早期(25秒)：中心窩周囲の毛細血管に数個の血管瘤を認める(矢頭)．
d. FA造影後期(10分)：血管瘤からの蛍光色素の漏出による過蛍光と網膜囊胞内への色素貯留による過蛍光が混在して認められる．

[自発蛍光] 黄斑部に蓄積したリポフスチンが非常に強い自発蛍光を示す．

[蛍光眼底造影] ベスト病の場合には自発蛍光に比べ有用性は低い．卵黄様の時期にはリポフスチンによる背景蛍光の若干の低下を認める．進行して網膜色素上皮障害をきたすとwindow defectによる過蛍光を示す．また合併病変であるCNVの描出にはFA, IAが非常に有用である．

[症例] ベスト病(図49)

眼底写真では黄斑部に黄色のドーム状の病変を認め，眼底自発蛍光では病巣に一致して著明な過蛍光がみられる．

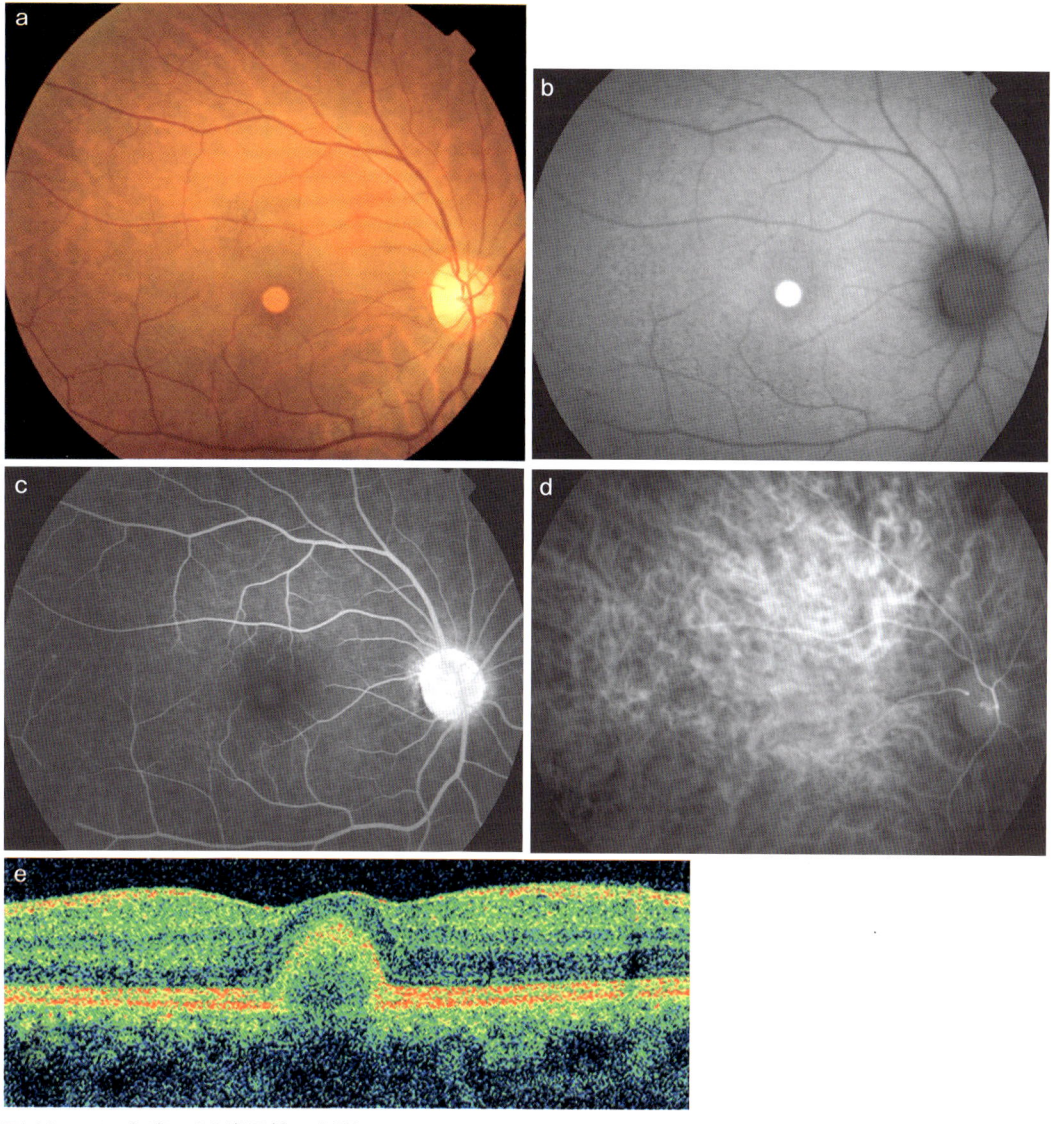

図49　ベスト病　30歳男性　右眼
a. カラー眼底写真：黄斑部に黄色のドーム状の病変を認める．
b. 眼底自発蛍光：病巣に一致して著明な過蛍光がみられる．
c. FA：病巣部位は淡い組織染を示す．
d. IA：病巣部位に一致した異常蛍光はみられない．
e. OCT：病巣部位に網膜色素上皮のドーム状隆起を認める．

❷ 網膜色素線条 angioid streak

　網膜色素線条は全身の弾性線維の変性に起因する結合組織疾患で，ブルッフ Bruch 膜の脆弱化により断裂が生じ，主として（視神経）乳頭周囲に色素線条がみられる．皮膚に弾力線維性仮性黄色腫を伴うことが多く，両者を合併した場合，Grönblad-Strandberg 症候群と呼ばれる．ブルッフ膜の断裂部，網膜色素上皮の障害部を通じて，網膜下に脈絡膜新生血管（CNV）が生じる．

［眼底］色素線条が（視神経）乳頭周囲から放射状に広がり，ひび割れ様にみられ，（視神経）乳頭周囲に火炎状，ヒトデ型に周辺に伸びる乳頭周囲脈絡膜萎縮もみられる．眼底の粗造な顆粒状色素沈着と眼底周辺部の黄白色の斑点がみられるが，梨の皮の外観に似ていて梨子地眼底といわれる．CNVは灰白色を呈し，網膜下出血，漿液性網膜剝離を伴う．

［FAF］色素線条の部位は低蛍光を示す．

［FA］早期から後期にかけて，色素線条に一致した過蛍光がみられることが多い．梨子地眼底の部位は顆粒状過蛍光を示す．網膜下に生じたCNVは，早期に網目状の過蛍光，後期に旺盛な色素漏出を示し，いわゆる classic CNV（p.60参照）として描出される．

［IA］色素線条は早期には不明瞭であるが，後期には過蛍光を示すものと低蛍光を示すものがあり，FAよりも明瞭に観察できる．CNVは過蛍光を呈し，活動性が高ければ旺盛な色素漏出がみられる．

［症例1］網膜色素線条（図50）

眼底写真では，（視神経）乳頭周囲に乳頭周囲脈絡膜萎縮を認め，放射状に広がる色素線条がみられる．FAFでは，乳頭周囲脈絡膜萎縮および色素線条は低蛍光を呈する．FAでは，早期から後期にかけて色素線条に一致した過蛍光がみられる．

［症例2］網膜色素線条（図51）

網膜色素線条でCNVを発症した場合，以前は治療法がなく，無治療で長期間経過すると，本症例のように黄斑部を含んだ広範囲の網膜脈絡膜萎縮が発生し，視力は不良となることが多い．

［症例3］網膜色素線条（図52, 53）

網膜色素線条で視神経乳頭から黄斑部にブルッフ膜の断裂が生じると，しばしば本症例のように線条の先端部分にCNVを生じる．

❸ 強度近視性眼底病変

（1）強度近視の〔ブルッフ膜の〕ひび割れ lacquer cracks

強度近視眼では眼軸延長に伴いブルッフ膜が機械的に断裂し，lacquer cracksといわれる黄色の線状病変がみられる．ブルッフ膜の断裂が発生した際には必ず脈絡膜毛細血管も同時に破綻し，単純型出血といわれる出血を伴うのが特徴である．多くの場合，出血吸収とともに視力は改善し，出血部位に一致してlacquer cracksが確認される．しかし，なかには出血吸収後にも視力障害が残存する症例もある．lacquer cracksが中心窩に近いと後にCNVを発生することがあり，近視性CNVの前駆病変として注意する必要がある．

［眼底］前置レンズを用いて拡大して観察すると，周囲網膜よりやや陥凹した黄色の線状病変としてみられる．

網膜色素上皮，脈絡膜疾患 45

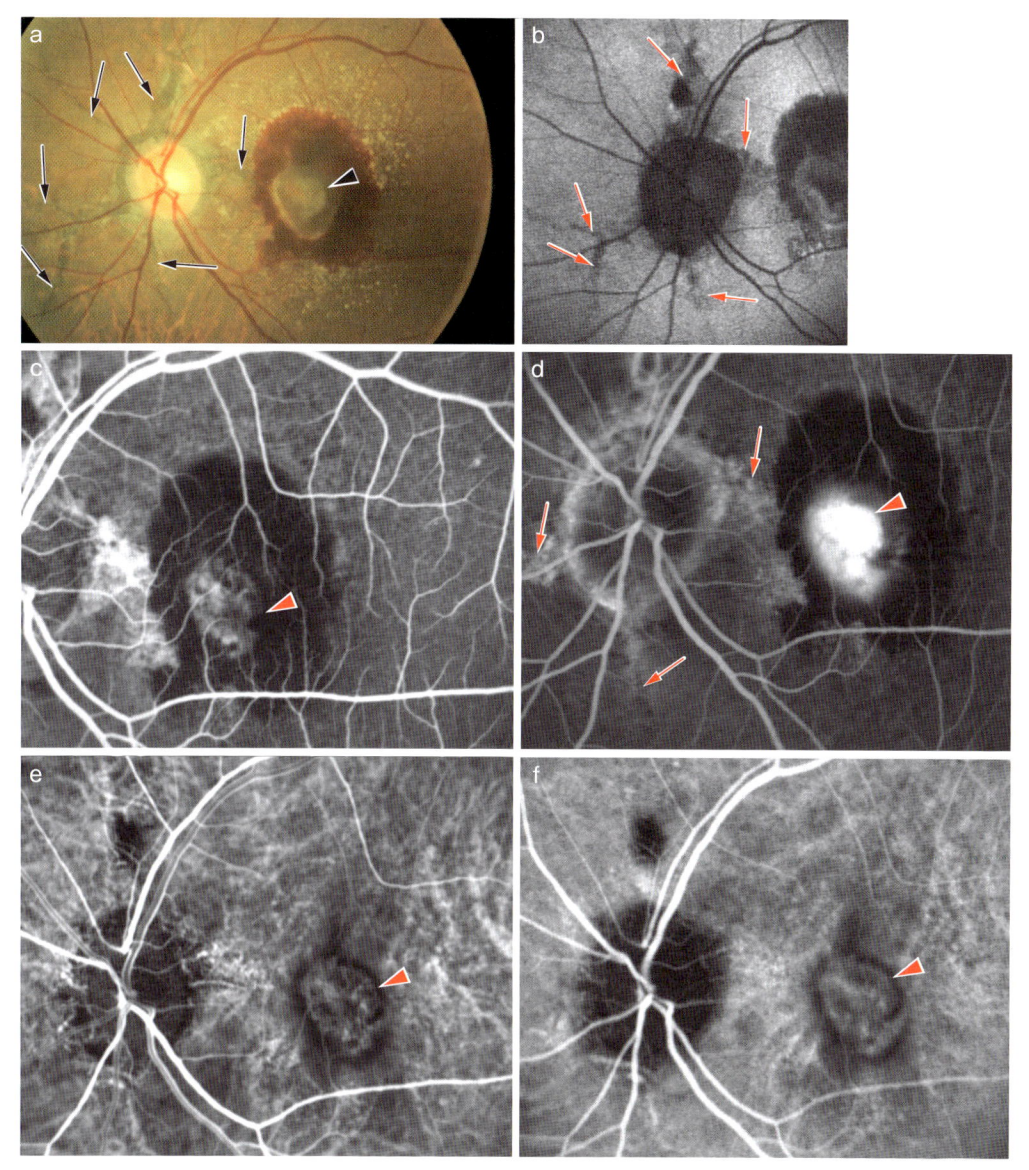

図50 網膜色素線条 62歳男性 左眼
a. カラー眼底写真：（視神経）乳頭周囲に乳頭周囲脈絡膜萎縮を認め，放射状に広がる色素線条がみられる（矢印）．中心窩に網膜下出血を伴う灰白色のCNVを認める（矢頭）．
b. FAF：（視神経）乳頭周囲脈絡膜萎縮および色素線条は低蛍光を呈する（矢印）．
c. FA造影早期（18秒）：CNVは早期に網目状の過蛍光を呈する（矢頭）．
d. 後期（5分）：早期から後期にかけて，色素線条に一致した過蛍光がみられる（矢印）．網膜下に生じたCNVは旺盛な色素漏出を示し，classic CNVとして認める（矢頭）．
e. IA造影早期（14秒）：CNVは早期に網目状の血管構造がみられる（矢頭）．
f. IA造影後期（6分）：乳頭周囲脈絡膜萎縮は低蛍光として認め，色素線条は後期まで不明瞭である．CNVは後期まで過蛍光を示す（矢頭）．

[**自発蛍光**] 単純型出血が吸収された後も，出血があった部位に一致して自発蛍光の低下がみられる場合がある．lacquer cracks自体は低蛍光を示す．

[**FA**] 造影早期から後期に至るまで明瞭な線状過蛍光を呈し，lacquer cracksの

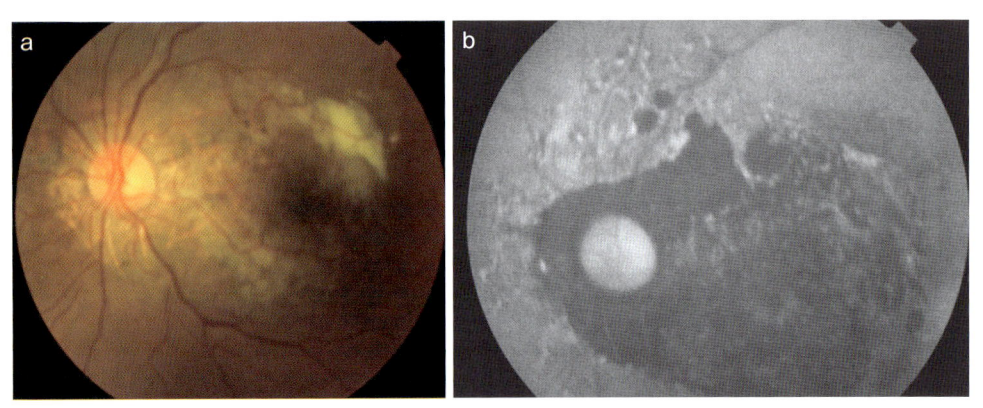

figure 51 網膜色素線条で CNV を発症し，無治療で長期経過した症例　70 歳女性
a. カラー眼底写真：乳頭周囲～黄斑部を含む広範囲の網膜が萎縮している．視力 (0.02)．
b. FAF：萎縮部位は明瞭な低自発蛍光を示す．低自発蛍光の中にも蛍光強度の異なる部位が混在し，さらに眼底所見でみられるよりも広範囲に異常蛍光部位が存在する．

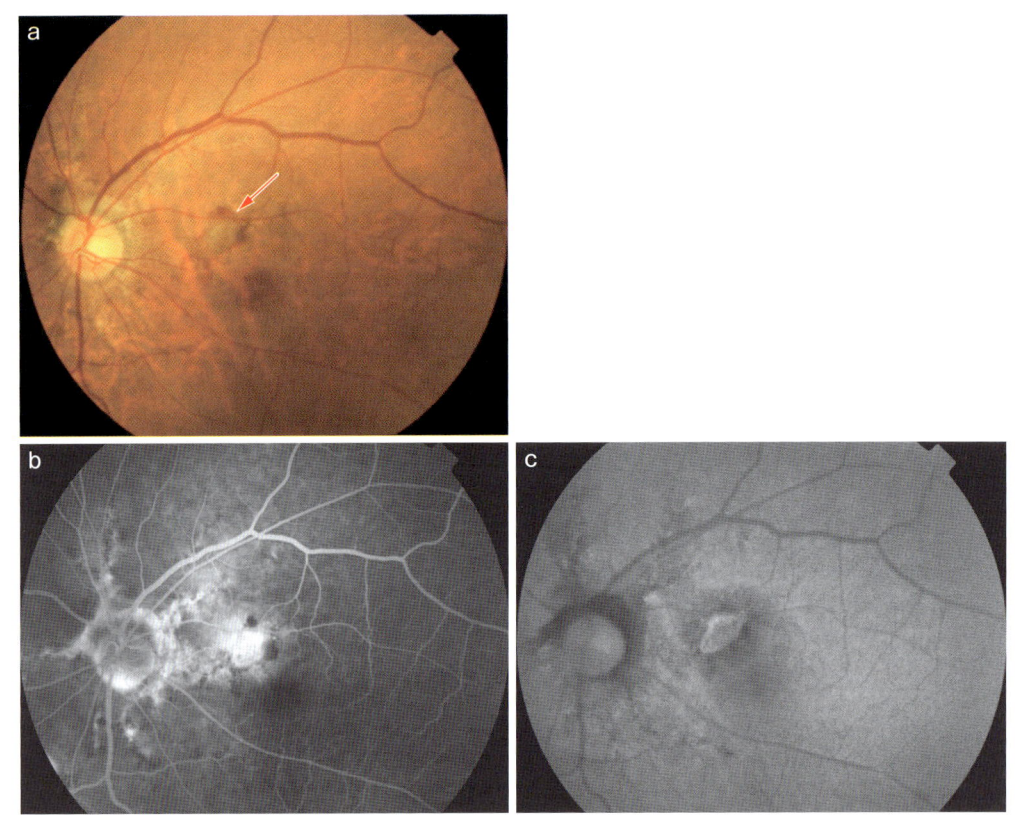

figure 52 網膜色素線条　65 歳男性
a. 左眼カラー眼底写真：視神経乳頭周囲に放射状のやや黒褐色の色素沈着を伴う網膜色素線条を認める．黄斑部には脈絡膜新生血管（CNV，矢印）を認める．
b. 左眼フルオレセイン蛍光眼底造影写真：視神経乳頭から放射状に伸びる色素線条は，window defect や組織染による過蛍光と色素増殖による block による低蛍光が入り混じった複雑な所見を示す．CNV からは軽度の蛍光色素漏出と周囲に出血による block の低蛍光がみられる．
c. 左眼眼底自発蛍光所見：網膜色素線条は線状の低自発蛍光を示す．CNV の部位はやや高自発蛍光である．

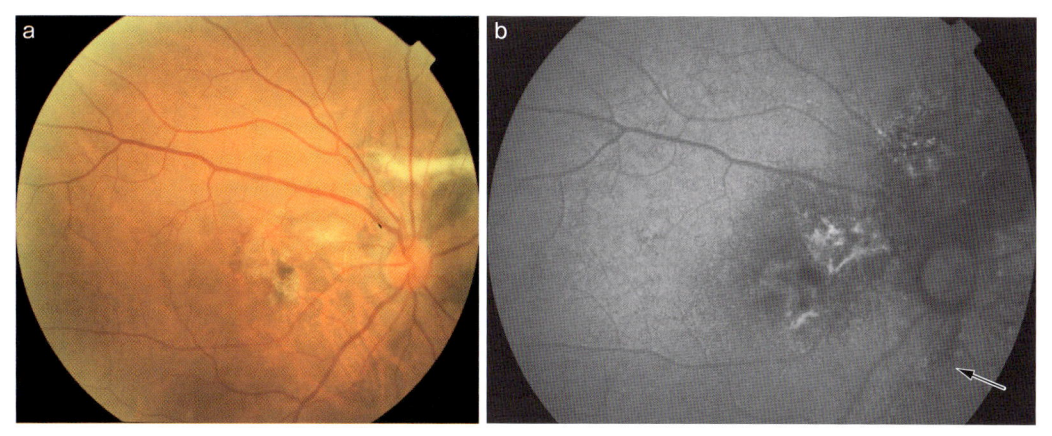

図53　網膜色素線条　70歳男性
a. 右眼カラー眼底写真：視神経乳頭周囲に放射状のやや黒褐色の色素沈着を伴う網膜色素線条を認める．黄斑部には瘢痕化した脈絡膜新生血管（CNV）を認める．
b. 右眼眼底自発蛍光所見：網膜色素線条は線状の低自発蛍光を示す（矢印）．CNVの部位はやや高自発蛍光である．

検出にはFAが最も有用である．

[IA] lacquer cracksの部位は造影後期に低蛍光を示す．また，ブルッフ膜の断裂が発生した直後の単純型出血の時期に，すでにIAでは出血を横切る線状低蛍光を示すことがあり，早期検出に有用である．

[症例] ブルッフ膜のひび割れ（図54）

ブルッフ膜の断裂直後には黄斑部に円形の出血斑がみられ，出血吸収後には，出血があった部位に一致してlacquer cracksがみられる．FAではlacquer cracksに一致した線状過蛍光がみられる．

（2）近視性脈絡膜新生血管（近視性CNV）

強度近視は加齢黄斑変性に次いで2番目のCNVの発症原因であり，特に50歳以下のCNVの原因としては約60％を占め，最多である．後部強膜ぶどう腫や近視性網膜脈絡膜萎縮を背景に発症することが多いが，紋理眼底のみを呈する若年者に発症することもあり注意を要する．lacquer cracksを有する症例では近視性CNVを発症しやすく，近視性CNVの発症にはブルッフ膜の機械的断裂の関与が大きい．

活動期の近視性CNVはほぼ全例がclassic CNVであり，フルオレセイン蛍光眼底造影で造影早期から明瞭な過蛍光を呈する．加齢黄斑変性と比較するとCNVの活動性が低いためか，ICG赤外蛍光眼底造影では明瞭な過蛍光を呈さない場合が多い．近視性CNVは自然退縮傾向があり，無治療でも，やがて黒褐色の色素沈着を伴ってCNVは瘢痕化し，フックスFuchs斑と呼ばれる状態となる（図55）．その後，年余をかけて瘢痕化したCNV周囲に境界明瞭な網膜脈絡膜萎縮が発生，拡大し，萎縮期の病態に至る．この萎縮期への進行が強度近視によるCNVの大きな特徴である．

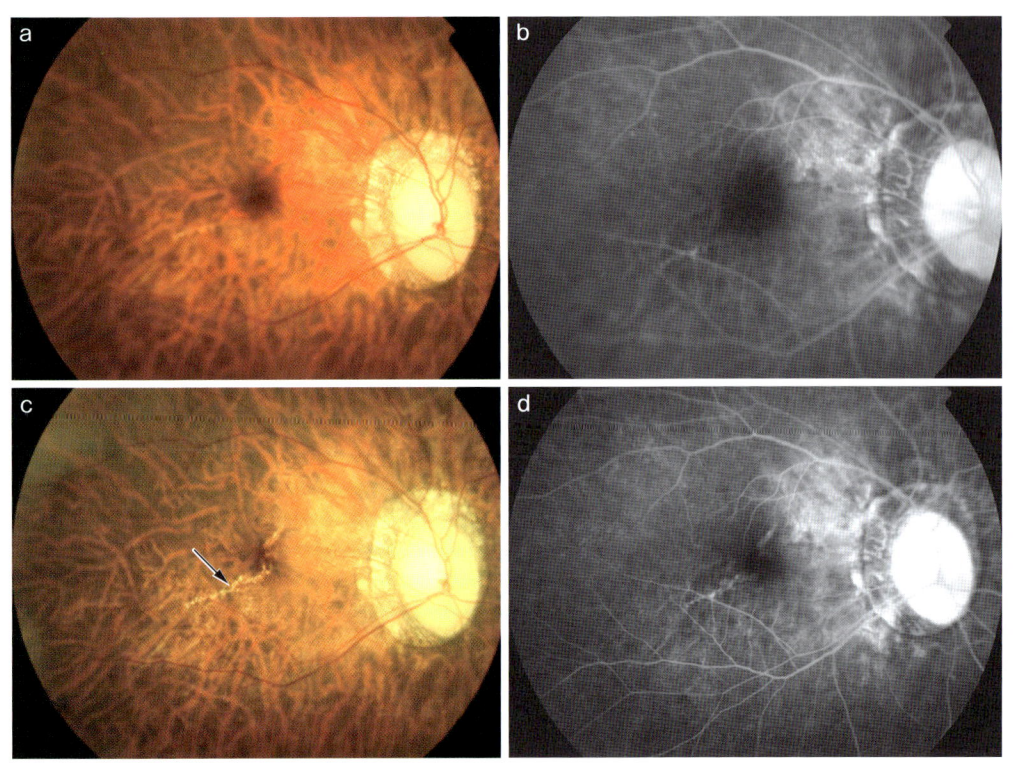

図54　強度近視の lacquer cracks　32歳男性　左眼
a. カラー眼底写真：ブルッフ膜の断裂直後．黄斑部に円形の出血斑（単純型出血）がみられる．
b. 同時期のFA：出血のblockによる低蛍光を示す．
c. 出血吸収後のカラー眼底写真：出血があった部位に一致してlacquer cracksがみられる（矢印）．
d. FA：lacquer cracksに一致した線状過蛍光がみられる．

[眼底] 活動期には黄斑部に出血と，その中央にCNVを示唆する灰白色の線維血管膜がみられる．CNVが小さい場合も多いので，前置レンズを用いた観察が有用である．瘢痕期には出血は消失し，典型例では黒褐色の色素沈着を伴う隆起病巣としてみられる．萎縮期には黄斑部を中心に境界明瞭な白色の網膜脈絡膜萎縮がみられる．萎縮の中央にCNVの痕跡を示す色素沈着をみることが多い．

[自発蛍光] 萎縮期ではCNV周囲の網膜脈絡膜萎縮に一致して境界明瞭な低自発蛍光がみられる．

[FA] 近視性CNVはほぼ全例がclassic CNVであり，網膜が菲薄化しているためか，CNVを出血が覆うことはない．そのため，造影早期から明瞭な過蛍光を呈し，造影後期に比較的軽度の色素漏出を呈する．瘢痕期CNVは造影後期に蛍光強度が上昇する組織染を示す．組織染による過蛍光を色素漏出と間違わないことが重要である．萎縮期の病巣はchoroidal filling defectの所見を示す．

[IA] 近視性CNVは活動性が低いためか，明瞭な過蛍光は呈さず，CNV周囲のdark rimが活動期の所見の主体である．

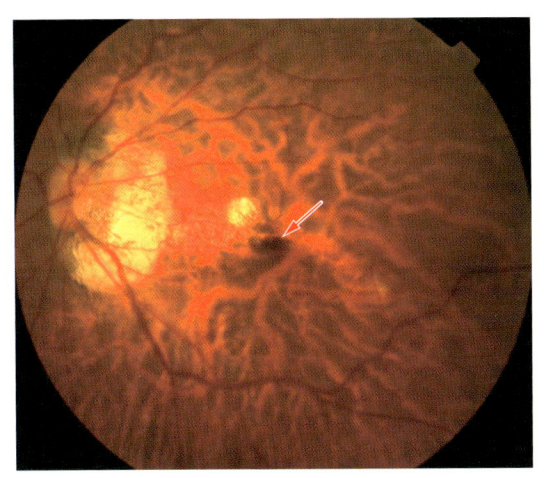

図55 強度近視患者にみられるフックス斑
　黄斑部に黒い色素沈着を伴う瘢痕組織がみられる（矢印）．近視性 CNV の瘢痕期の病巣である．

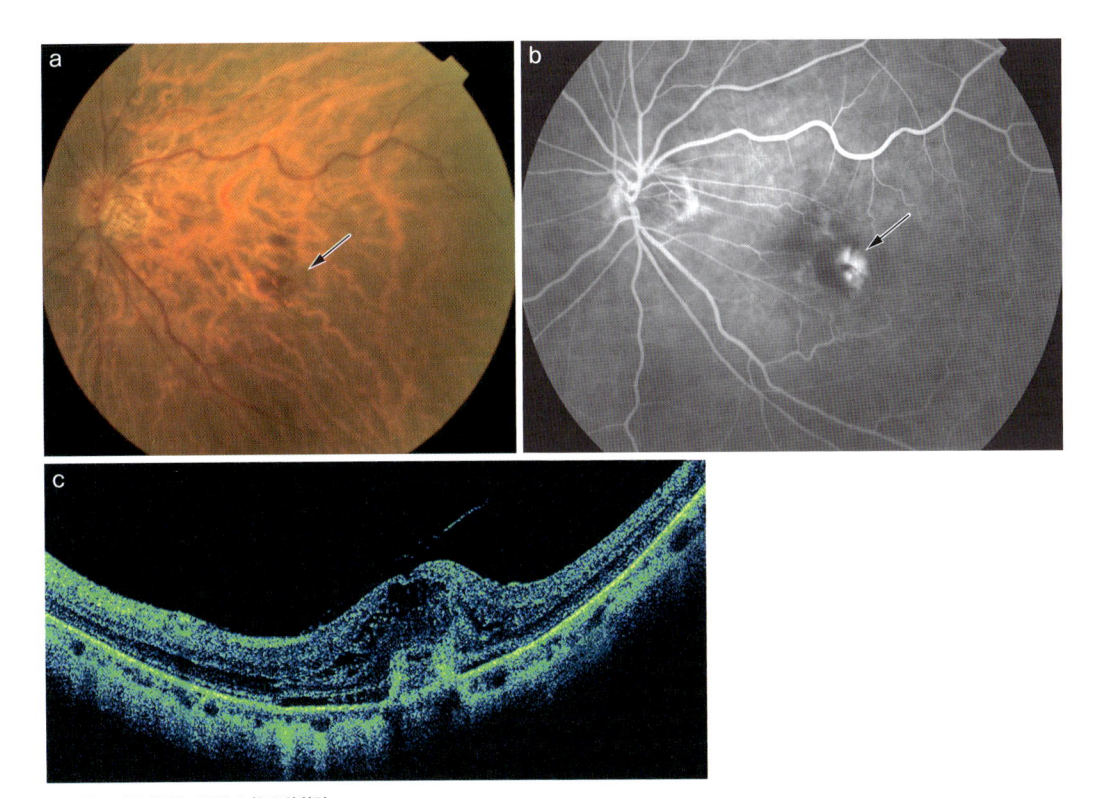

図56 近視性 CNV（活動期）
a. カラー眼底写真：黄斑部に小型の灰白色の線維血管膜を認める（矢印）．周囲に網膜下出血を伴う．
b. FA：CNV に一致した過蛍光（矢印）と，周囲に出血による block がみられる．
c. OCT：CNV に一致した網膜下隆起病巣を認める．

[症例1] 近視性 CNV（活動期）（図56a〜c）
　眼底写真では黄斑部に出血とその内部に CNV を示唆する灰白色の線維血管膜がみられ，FA では造影早期から CNV に一致して明瞭な過蛍光がみられる．OCT で

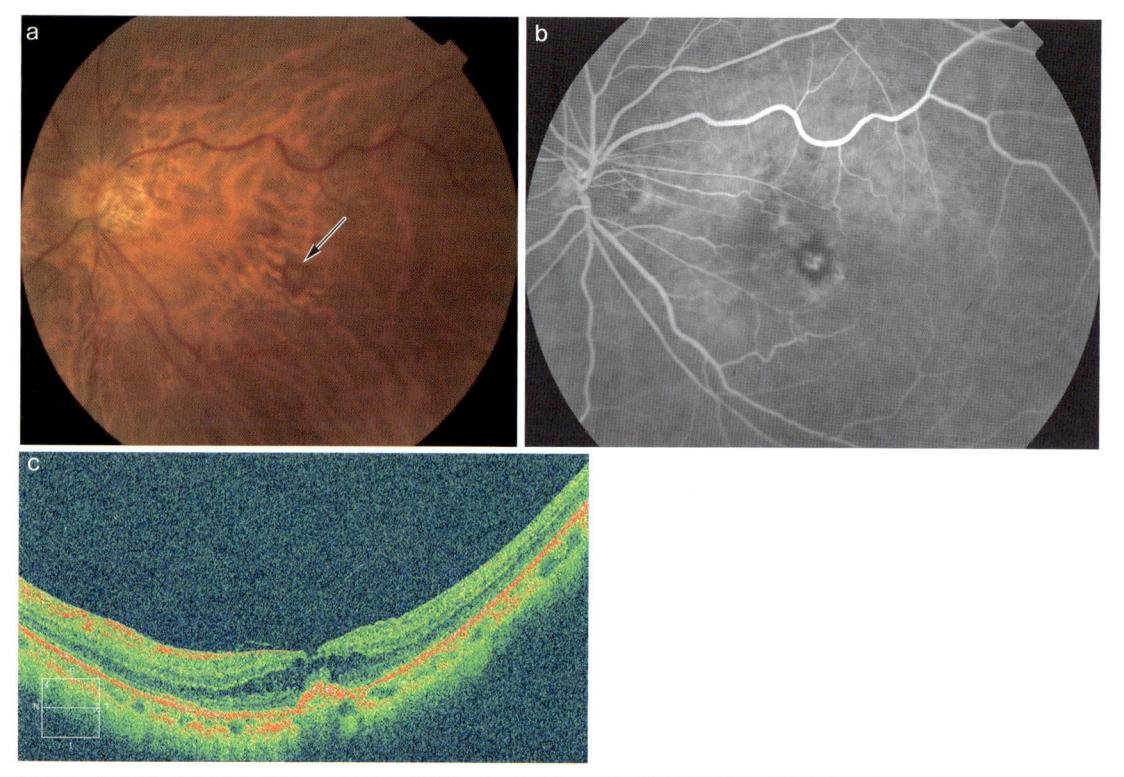

図57 近視性CNV(瘢痕期);図58の症例にベバシズマブの硝子体内注入を施行し,6カ月後
a. カラー眼底写真:出血は消失し,CNVは色素沈着を伴い黒い瘢痕病巣としてみられる(矢印).
b. FA:CNVは dark rim を伴う淡い過蛍光を呈し,組織染の所見である.色素漏出はない.
c. OCT:CNVは縮小し,CNVを覆う網膜色素上皮層を観察できる.CNV上の網膜に網膜分離の所見を認める.

はCNVに一致した網膜下の隆起性病巣とCNV周囲に網膜浮腫がみられる.

[症例2] **近視性CNV(瘢痕期)**(図57a〜c)

眼底写真では黄斑部に黒褐色の色素沈着を呈するフックス斑がみられる.FAでは造影後期に組織染による過蛍光の増強がみられ,OCTではフックス斑に一致した隆起病巣と後方の反射の低下(acoustic shadow)がみられる.

[症例3] **近視性CNV(瘢痕期)**(図58a〜d)

近視性CNVでは活動期から瘢痕期に移行すると,CNVは黒褐色の色素沈着を伴うフックス斑となる.フックス斑周囲にすでに限局した範囲の網膜脈絡膜萎縮が生じている.

[症例4] **近視性CNV(萎縮期)**(図59a, b)

眼底写真では黄斑部に境界明瞭な白色の網膜脈絡膜萎縮がみられ,OCTでは網膜色素上皮の萎縮により脈絡膜が高信号を呈する.

❹ 特発性脈絡膜新生血管(特発性CNV)

明らかな原因が特定できないCNVであり,アメリカでは眼ヒストプラスマ症の

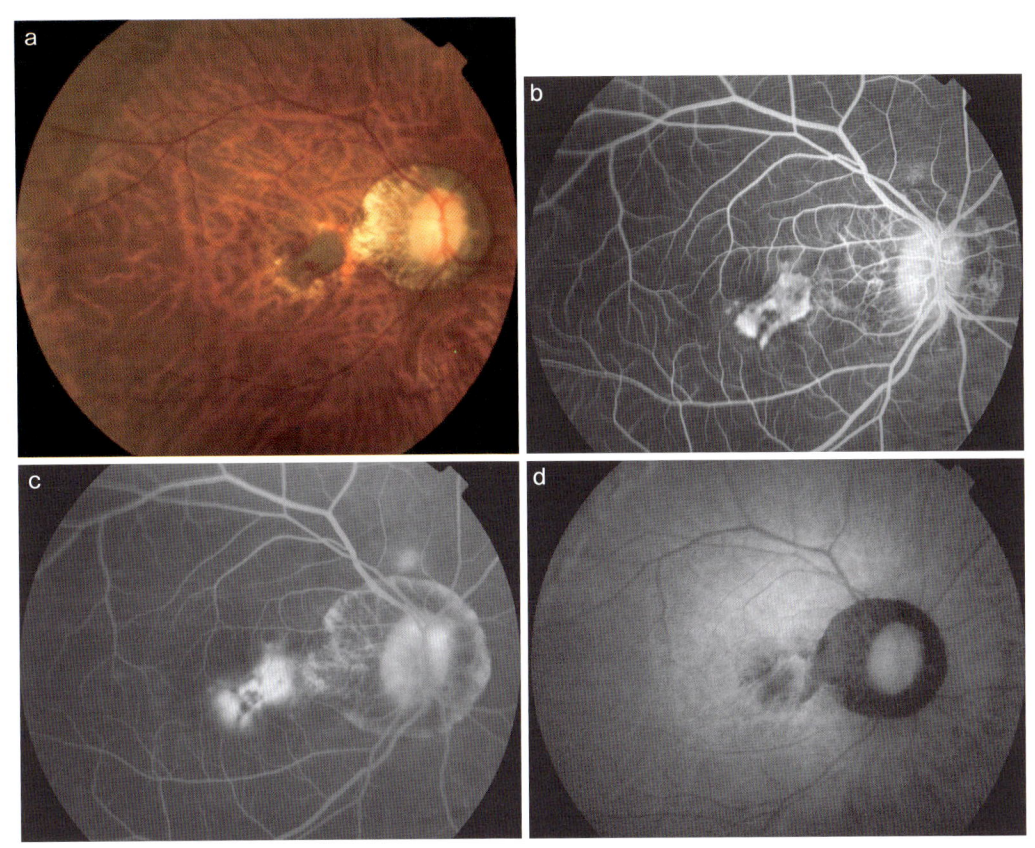

図58 近視性CNV（瘢痕期） 55歳女性 右眼 屈折度−12.0D，眼軸長28.9mm
a. カラー眼底写真：左眼黄斑部に黒い色素沈着を伴う瘢痕化したCNV（フックス斑）を認める．フックス斑周囲にはすでに網膜脈絡膜萎縮が形成されている．CNV周囲に少量の出血を認める．
b. フルオレセイン蛍光眼底造影の造影早期：CNVは早期から明瞭な過蛍光を呈する．瘢痕化してきたCNVは収縮したような形状を呈することが多い．
c. フルオレセイン蛍光眼底造影の造影後期：CNVは強い組織染による過蛍光を呈する．軽度の蛍光色素漏出もみられる．
d. 眼底自発蛍光：CNVはやや高自発蛍光であり，CNV周囲の萎縮病巣の部位は低自発蛍光を呈する．

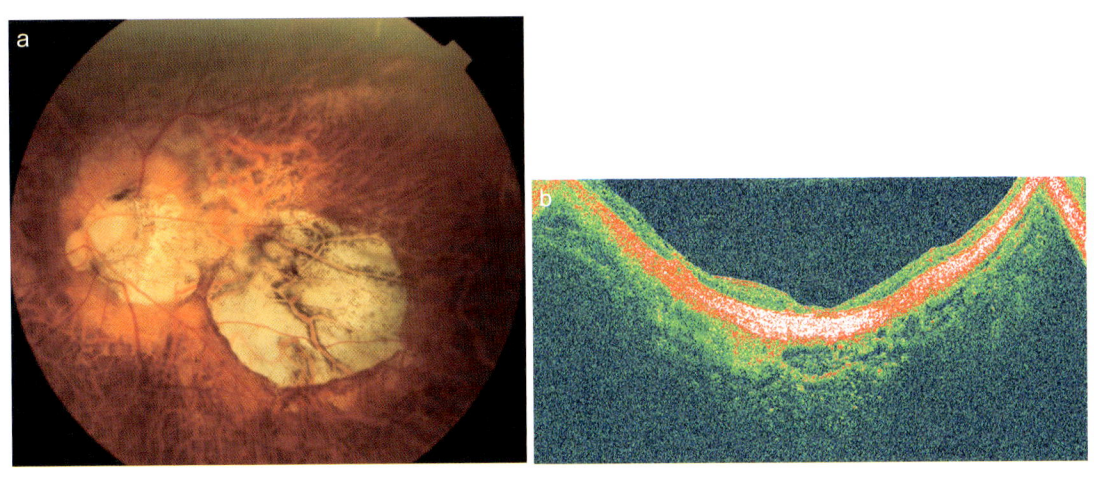

図59 近視性CNV（萎縮期）
a. カラー眼底写真：黄斑部に境界明瞭な萎縮病巣がみられる．
b. OCT：黄斑部萎縮の部位では反射の亢進による高信号がみられる．

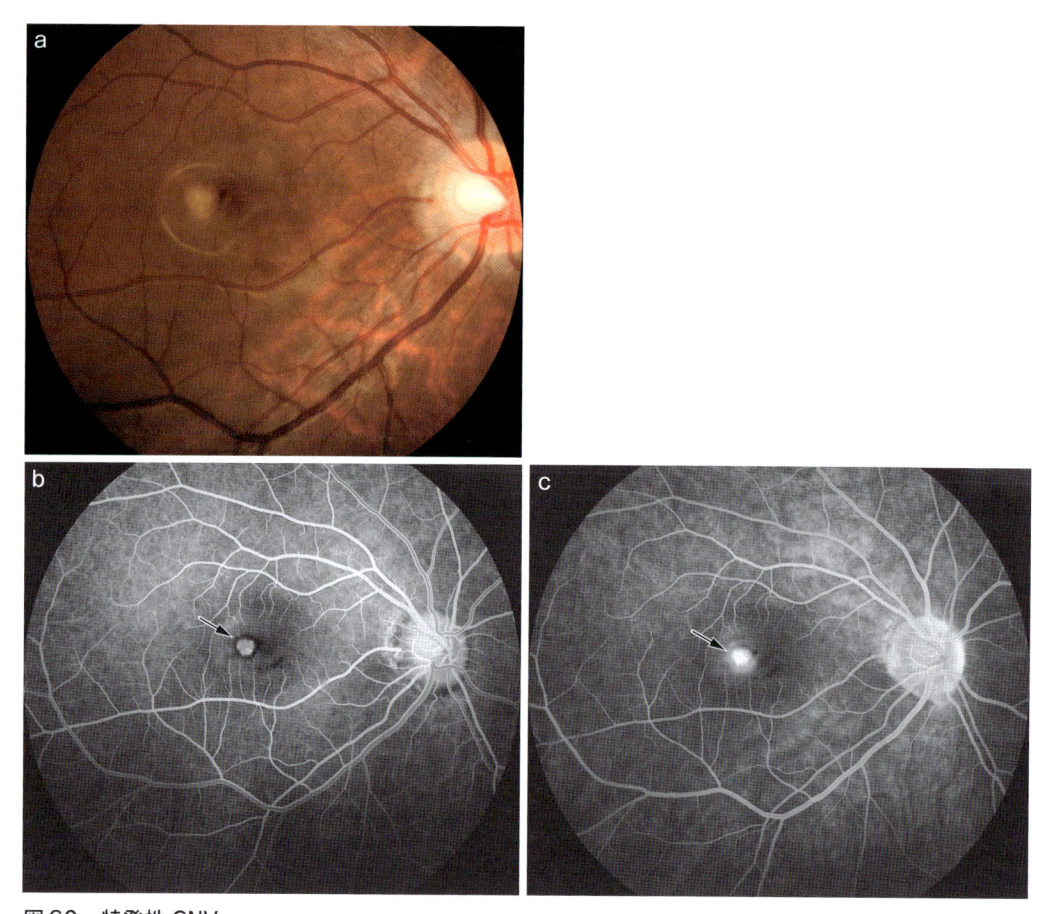

図60 特発性CNV
a. カラー眼底写真.
b. FA造影早期：CNVは造影早期から明瞭な過蛍光を呈する．過蛍光の周囲には，網膜色素上皮の増殖によるリング状低蛍光を認める（矢印）（dark rim）.
c. FA造影後期：造影早期に比較し，色素漏出のために過蛍光の範囲が拡大し，過蛍光の境界は曖昧となる（矢印）.

関与が示唆されている．若年女性の弱度〜中等度近視眼にみられることが多く，近視性CNV同様にほとんどがclassic CNVである．近視性CNVと異なり，背景の網膜脈絡膜循環が比較的良好であるためか，CNVの活動性や滲出性変化は近視性CNVより高度であることが多い．

［眼底］黄斑部に出血があり，前置レンズで観察すると出血の内部にCNVを示唆する灰白色の線維血管膜を認める．

［FA］ほぼ全例がclassic CNVであり，造影早期から明瞭な過蛍光を呈し，造影後期には比較的旺盛な過蛍光を示すことが多い．

［IA］造影後期にCNVに一致した過蛍光を示す．

［症例1］特発性CNV（図60a〜c）
眼底では黄斑部にCNVを示唆する灰白色の線維血管膜があり，FAでは造影早

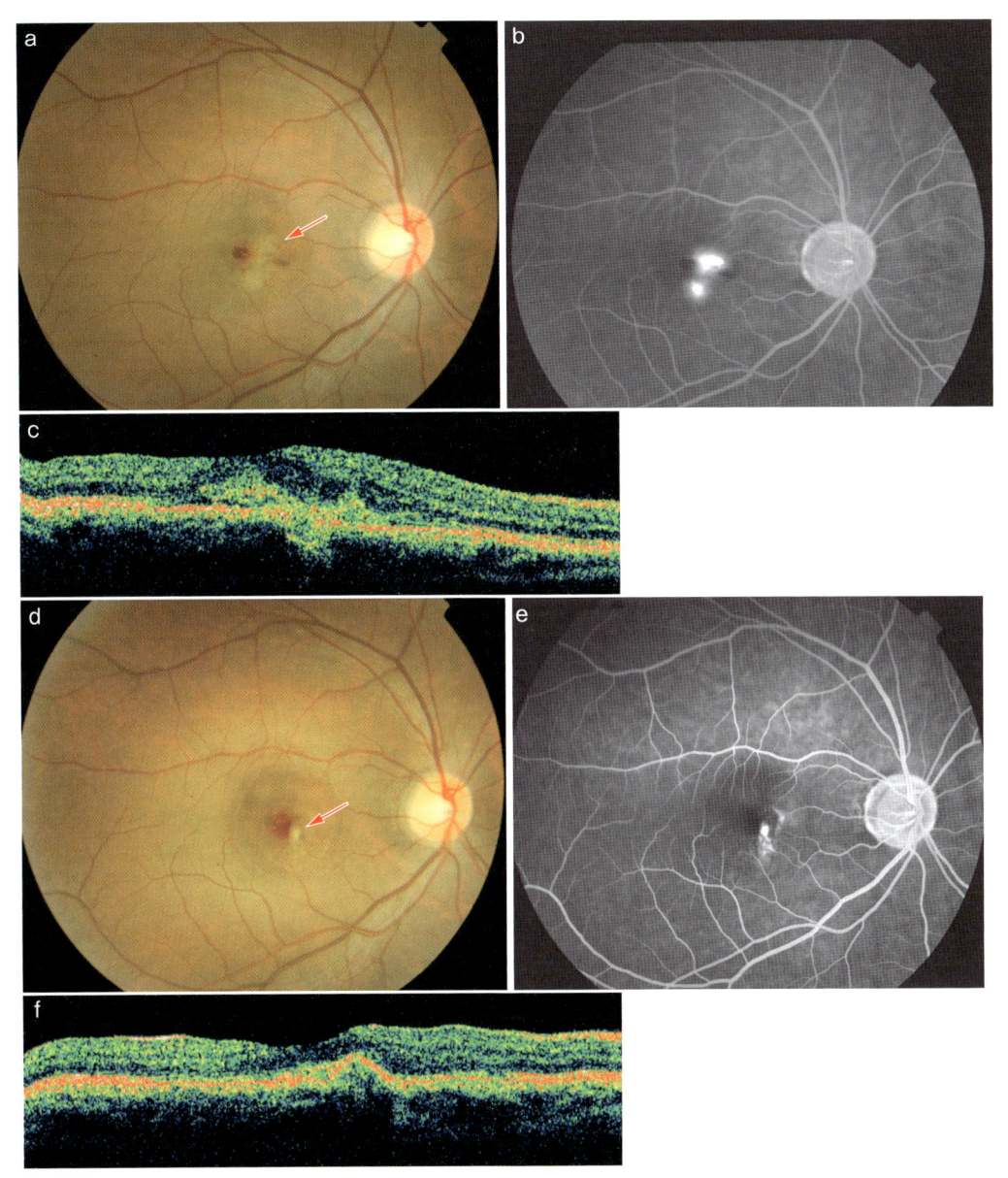

図61 特発性CNV
a. 発症時のカラー眼底写真：黄斑部に灰白色のCNV（矢印）と周囲に出血を認める.
b. 発症時のFA造影後期：CNVは色素漏出を伴う明瞭な過蛍光を呈する.
c. 発症時のOCT：網膜下にCNVに一致した隆起病巣とCNV上に網膜浮腫を認める. 発症時視力(0.5).
d. ベバシズマブ硝子体内注入1カ月後：CNVは中心窩の耳下側に小さく固まった（矢印）. 出血は消失している.
e. FA造影後期：CNVは縮小し組織染による過蛍光を呈する. 色素漏出はみられない.
f. OCT：CNVは縮小し網膜色素上皮で覆われている. 網膜浮腫は消失した. 視力は(1.0)に上昇した.

期からCNVに一致して明瞭な過蛍光がみられる.

[症例2] 特発性CNV（図61a～f）

特発性CNVでは造影早期から明瞭な過蛍光を示し，後期に色素漏出を伴うclassic型のCNVの所見を呈する.

5 点状内層脈絡膜症 punctuate inner choroidopathy (PIC)

　1984年にWatzkeらによって報告された疾患で，中等度近視の若年女性に好発する．小型の黄白色点状病巣が後極部から中間周辺部の脈絡膜内層にみられ，25％にCNVを発症する．ほとんどの症例で両眼性にCNVを発症する．

　[FAF] PICの病巣に一致した低自発蛍光がみられる．眼底所見でみられた斑により広範囲にみられることが多い．

　[FA] PICの病巣の部位は活動期には造影後期にやや色素漏出を伴う過蛍光として描出される．合併するCNVはclassic CNVであり，造影早期から明瞭な過蛍光を示す．

　[IA] PICの病巣の部位は造影中，低蛍光を示す．CNVの部位は過蛍光を示すこともある．

　[症例] PIC（図62a〜h）

　左眼の黄斑部にPICの病巣を示す多数の黄白色斑が散在している．右眼ではPICに続発したCNVを伴っている．

Column ● 最も効率的な画像診断の修得方法は？ ●

　私が研修医だった頃，医局にずば抜けて眼底所見，蛍光眼底造影所見の読影が抜きん出ていた先生がいた．「どうしてこんなにこの先生は所見が読めるのか？」いつも不思議に思っていたところ，その先生が週に一度，外来に来た全員の写真を見ていたことに気がついた．そこですぐに自分も真似して，他のドクターが診察した患者の写真も毎週見ることを続けた．それが自分が眼底の世界にのめり込むようになったきっかけである．

　やはり学校の勉強と同じで「楽して早く上達する方法はない」のである．臨床は経験の学問であり，たくさんの経験を積むことしか上達する術はない．そのためには積極的に他のドクターの患者の所見も見るのである．ずっと研修医にそれを勧めているが，実践しているヒトがいるかは定かではない．もう一つ，「上達は予習，復習から」もよく言っている．今でも専門外来では，前日にカルテにすべて眼を通して「予習」し，診察後には所見を丹念に見ながら「復習」する．眼科も学問である．学問が上達するには丁寧な予習と復習，そして経験を積むこと，これがキーです．どうか実践してください．

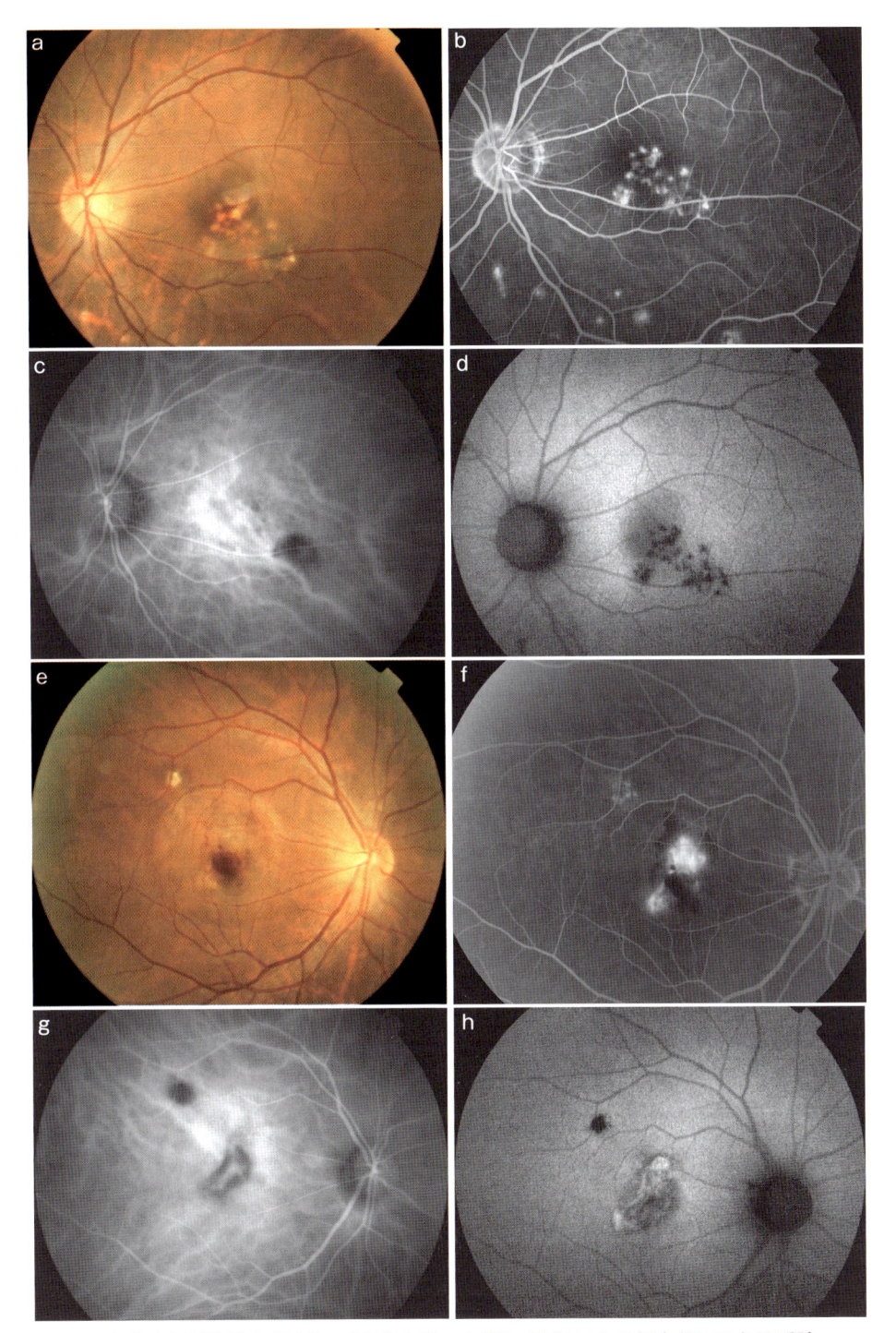

図62 点状内層脈絡膜症（PIC）　25歳女性　左眼にCNVによる視力低下のため受診

a. 初診時右眼カラー眼底写真：黄斑部に多数の黄白色点状病巣が散在している．
b. FA造影早期：黄白色病巣は造影早期から明瞭な過蛍光を呈する．
c. IA造影早期：脈絡膜大血管上にある黄白色病巣は点状過蛍光を呈する．
d. IA造影後期：黄白色病巣は造影後期には低蛍光になる．
e. 初診時左眼カラー眼底写真：黄斑部に出血があり周囲に漿液性網膜剥離を認める．
f. FA造影後期：CNVに一致した過蛍光と周囲に出血によるblockを認める．
g. IA造影早期：CNVは淡い過蛍光を呈し，周囲にdark rimによる低蛍光を伴う．黄斑の耳上側にみられる低蛍光は眼底の萎縮病巣に対応したものであり，PICの炎症病巣に由来すると考えられる．
h. IA造影後期：CNVはdark rimで囲まれた淡い過蛍光のままである．

6 中心性漿液性脈絡網膜症 central serous chorioretinopathy (CSC)

中心性漿液性脈絡網膜症は，脈絡膜血管透過性亢進に伴い網膜色素上皮が障害され黄斑部に漿液性網膜剝離が生じる疾患で，中年の男性に好発する．類縁疾患に多発性後極部網膜色素上皮症 multifocal posterior pigment epitheliopathy（MPPE）があり，CSC の劇症型と位置づけられている．

[眼底] 黄斑部に限局性の漿液性網膜剝離がみられ，その内部に網膜色素上皮剝離を伴う場合もある．滲出が強い場合には白色のフィブリンを網膜剝離内に認める．

[自発蛍光] 網膜剝離の範囲の周辺に粒状の過蛍光がみられる．網膜色素上皮の障害の程度により過蛍光から低蛍光までさまざまな所見を呈する．

[FA] 早期に網膜色素上皮からの点状過蛍光がみられ，蛍光色素の漏出の形状により上方に噴水状に立ち上がる噴出型（smoke-stack）と，円形に拡大する円形拡大型（ink blot）がある．過蛍光は後期にかけて拡大する．一方，網膜剝離内の網膜色素上皮剝離は，早期から後期まで大きさが不変である．

[IA] FA における蛍光色素の漏出部位は，IA でも漏出がみられることが多い．造影中期に脈絡膜異常組織染と呼ばれる境界不鮮明な過蛍光を認めることが多く，脈絡膜血管の透過性亢進に伴う所見と考えられている．また，脈絡膜充盈遅延や脈絡膜静脈の拡張も認めることがある．これらの IA 所見は，FA の蛍光色素の漏出部位以外や対側眼にもみられることがある．

[症例 1] CSC（図63a～h）

眼底写真では黄斑部に円形の漿液性網膜剝離を認め，OCT では網膜下液が低反射として認められる．FA では造影早期に網膜色素上皮からの点状過蛍光を認め，造影が進むとともに同部位から蛍光色素の漏出がみられる．IA では造影早期に脈絡膜充盈遅延による低蛍光を認め，後期には異常脈絡膜組織染が認められる．

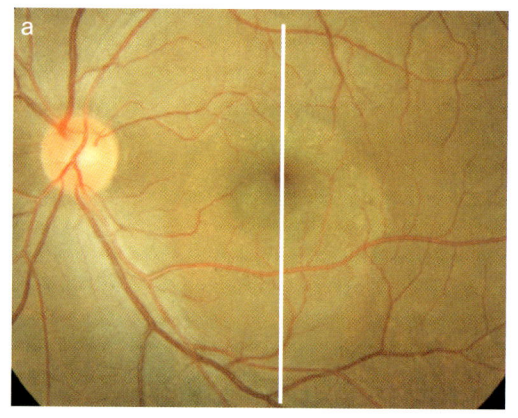

図63 中心性漿液性脈絡網膜症（CSC） 38歳男性 左眼[*]
a. カラー眼底写真：黄斑部に円形の漿液性網膜剝離を認める．

[*] http://www.kanehara-shuppan.co.jp/minitsuku/

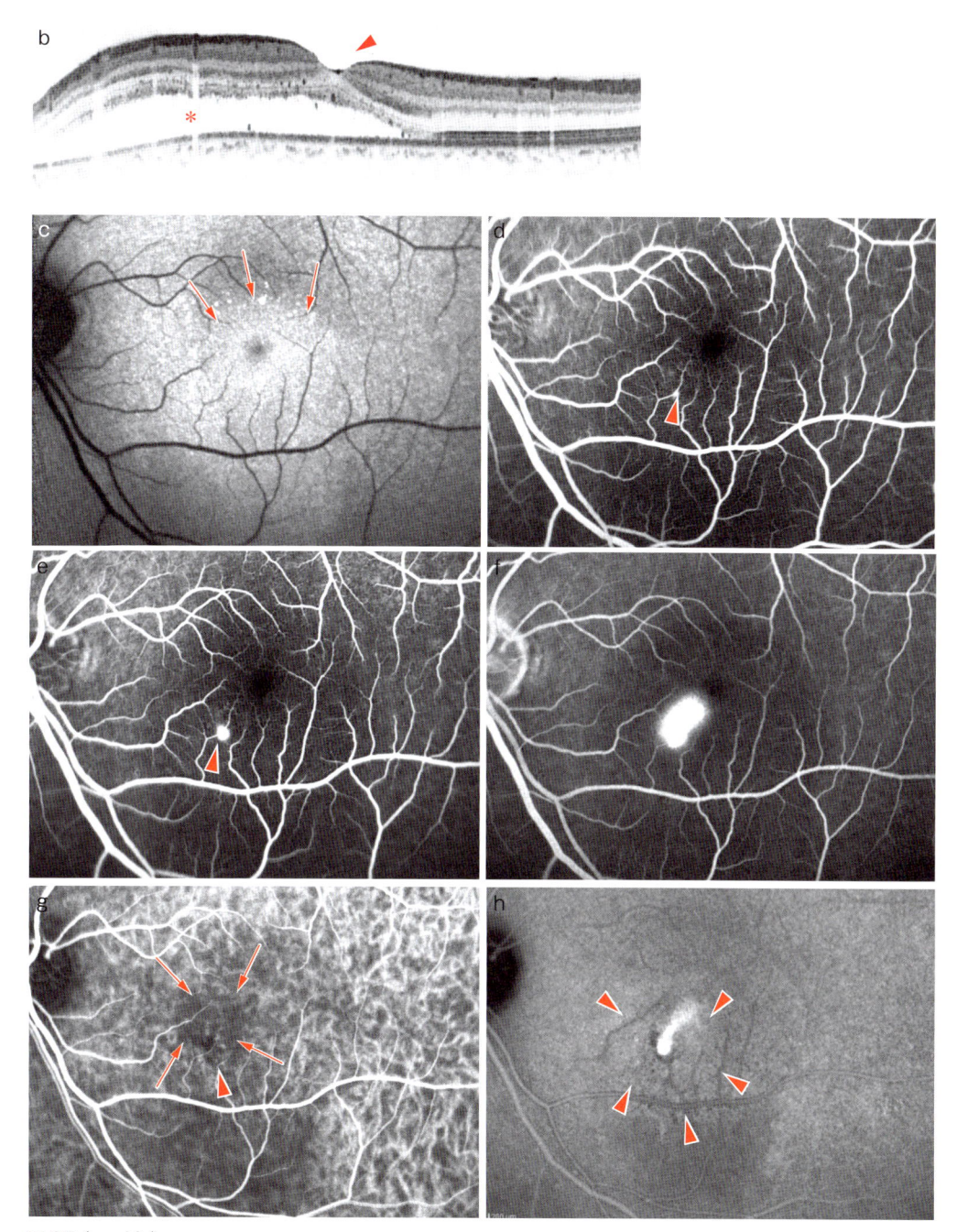

網膜色素上皮，脈絡膜疾患

図63（つづき）
b. OCT：網膜下液は低反射として認める（＊）．中心窩の陥凹は保たれている（矢頭）．
c. FAF：網膜剥離の範囲は薄い過蛍光を示し，上方の辺縁に粒状の過蛍光を認める（矢印）．
d. FA造影早期（33秒）：網膜色素上皮からの点状過蛍光を認める（矢頭）．
e. FA造影早期（1分）：点状過蛍光が拡大している（矢頭）．
f. FA造影後期：蛍光色素の漏出は強く，上方に噴水状に立ち上がる噴出型（smoke-stack）として認める．
g. IA造影早期：脈絡膜充盈遅延による低蛍光（矢印）を認める．また，網膜下のフィブリンによる蛍光遮断を伴う（矢頭）．
h. IA造影後期：境界不鮮明な面状の過蛍光は異常脈絡膜組織染である（矢頭）．FAほど強くはないが，上方に噴水状に立ち上がる噴出型の色素漏出を認める．

58　Ⅱ　代表症例

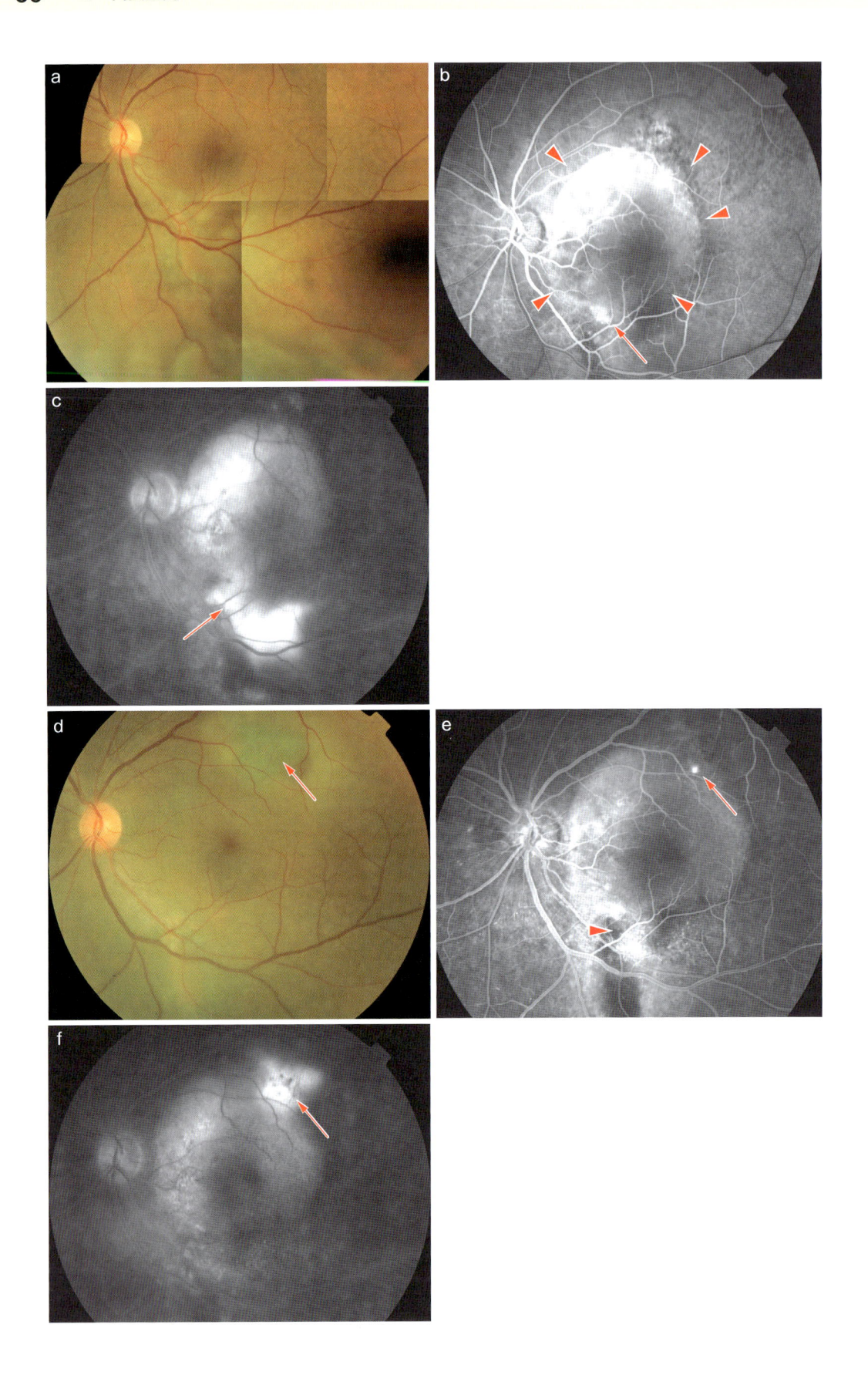

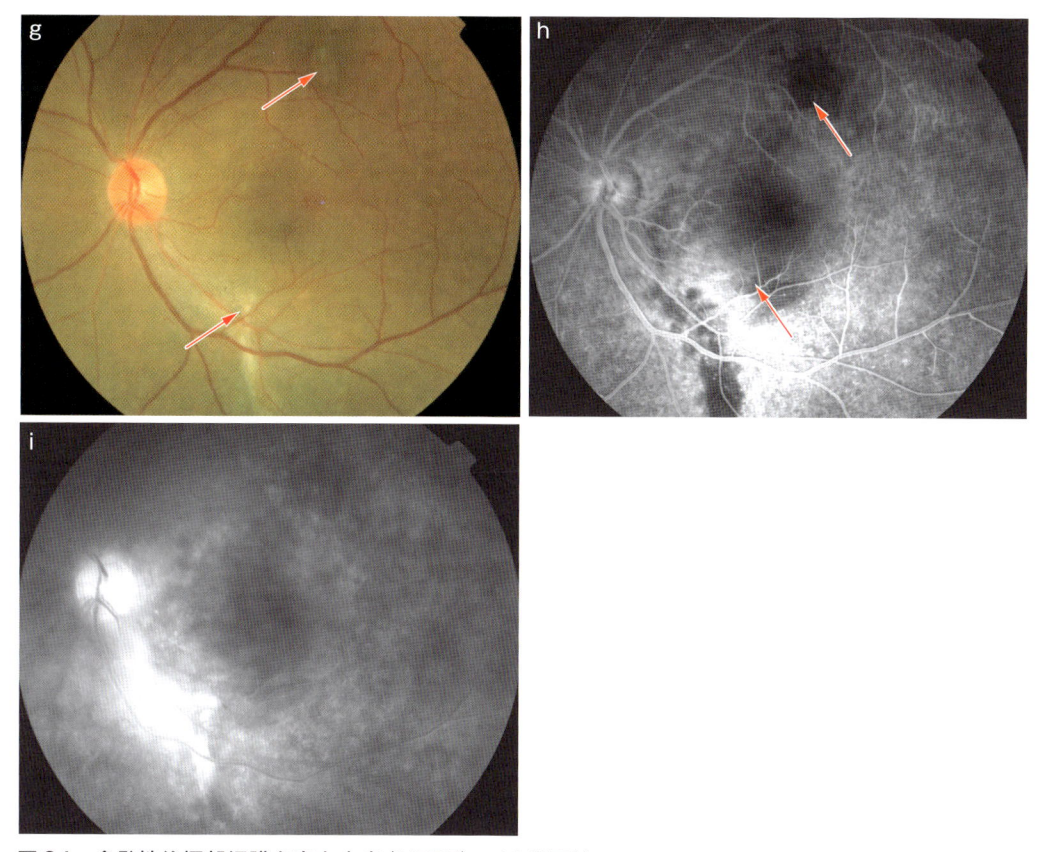

図64 多発性後極部網膜色素上皮症（MPPE） 40歳男性
a. カラー眼底写真：黄斑部から下方に広がる胞状網膜剥離を認める．
b. FA造影早期（21秒）：黄斑部に円形の網膜色素上皮剥離にみられる色素貯留に伴う過蛍光を認める（矢頭で囲まれた範囲）．下方に蛍光色素漏出部位が面状にみられる（矢印）．
c. FA造影後期（10分）：旺盛な色素漏出がみられる（矢印）．この面状漏出部位にレーザー光凝固を行う．
レーザー光凝固1カ月後
d. カラー眼底写真：黄斑部上方に灰色病巣を認める（矢印）．
e. FA造影早期（29秒）：黄斑部上方に蛍光色素漏出部位がみられる（矢印）．下方の色素漏出部位は，レーザー光凝固により漏出は停止している（矢頭）．
f. FA造影後期（10分）：旺盛な色素漏出がみられる（矢印）．この漏出部位にレーザー光凝固を行う．
レーザー光凝固3カ月後
g. カラー眼底写真：レーザー光凝固斑がみられる．網膜剥離はみられない（矢印）．
h. FA造影早期（31秒）：レーザー光凝固部位は低蛍光を示す（矢印）．
i. FA造影後期（9分）：蛍光色素の漏出部位は認めない．黄斑部の網膜色素上皮剥離に伴う色素貯留による過蛍光も認めない．

［症例2］MPPE（図64a〜i）

　FA造影早期には多発性の蛍光色素漏出点を認め，造影後期には漿液性網膜剥離の範囲内に色素貯留による過蛍光を認める．蛍光漏出点に対するレーザー光凝固により色素漏出は比較的早期に消褪することが多い．

❼ 加齢黄斑変性 age-related macular degeneration(AMD)

　加齢黄斑変性は加齢に伴い黄斑部に生じる進行性の疾患で，萎縮型と滲出型に分けられ，滲出型の特殊型としてポリープ状脈絡膜血管症と網膜血管腫状増殖が含まれる．ポリープ状脈絡膜血管症は日本人の加齢黄斑変性の半数を占め，臨床所見や経過は多彩であり，無治療で長期間にわたり良好な視力を維持する症例から大量の網膜下出血や硝子体出血を生じ重篤な視力低下をきたす症例まである．網膜血管腫状増殖は，網膜血管由来の新生血管が網膜下や網膜色素上皮下に伸展し，黄斑部に出血や滲出を生じる病態として報告されたが，最近では脈絡膜から発生する場合もあることが報告されている．頻度は少ないが，進行すると治療に抵抗性であるため，早期発見，早期治療が重要である．

(1) 滲出型加齢黄斑変性

　[眼底] 脈絡膜新生血管が網膜色素上皮より上に存在し，新生血管の活動性が高い場合には網膜下にフィブリンを伴う灰白色病巣として観察され，網膜下出血を伴うことがある．活動性が低下し滲出がなくなり線維化すると白色の線維性瘢痕組織としてみられる．脈絡膜新生血管が網膜色素上皮より下に存在する場合は，網膜色素上皮の隆起病巣としてみられる．

　[FA] 脈絡膜新生血管が明瞭にとらえられる classic CNV と，明瞭にとらえられない occult CNV に分けられる．classic CNV*は造影早期から明瞭な過蛍光を呈し，造影後期に色素漏出を示す．occult CNV**は線維血管性網膜色素上皮剥離 fibrovascular pigment epithelial detachment（fibrovascular PED）と，起源不明の後期の色素漏出（late leakage of undetermined source）とに分けられる．fibrovascular PED は，境界は鮮明あるいは不鮮明で，不規則に隆起した網膜色素上皮下に造影開始30秒〜1分後に点在する過蛍光を認め，1〜2分で過蛍光が増強し，10分まで組織染あるいは色素漏出がみられる．late leakage of undetermined source は造影開始2〜5分後に観察される網膜色素上皮レベルの点状過蛍光で，境界不鮮明な場合が多い．造影開始10分までに網膜下への斑粒状の色素漏出がみられる．

* classic CNV : classic choroidal neovascularization　　** occult CNV : occult choroidal neovascularization

　[IA] 脈絡膜新生血管は，早期から後期にかけて過蛍光を呈する場合や後期のみ過蛍光を呈するものまでさまざまである．造影早期に脈絡膜新生血管に流入する栄養血管を認めることがある．また，境界鮮明で1乳頭径よりも小さな過蛍光斑は hot spot と呼ばれ，造影早期にも後期にも過蛍光としてみられる．1乳頭径よりも大きな過蛍光斑は plaque と呼ばれ，後期になって過蛍光が明瞭となる．

　[症例] classic CNV（図65）
　眼底写真では，脈絡膜新生血管は網膜下の灰白色隆起病巣としてみられる．FAでは，造影早期から脈絡膜新生血管が鮮明な過蛍光を呈し，色素漏出は後期に強く

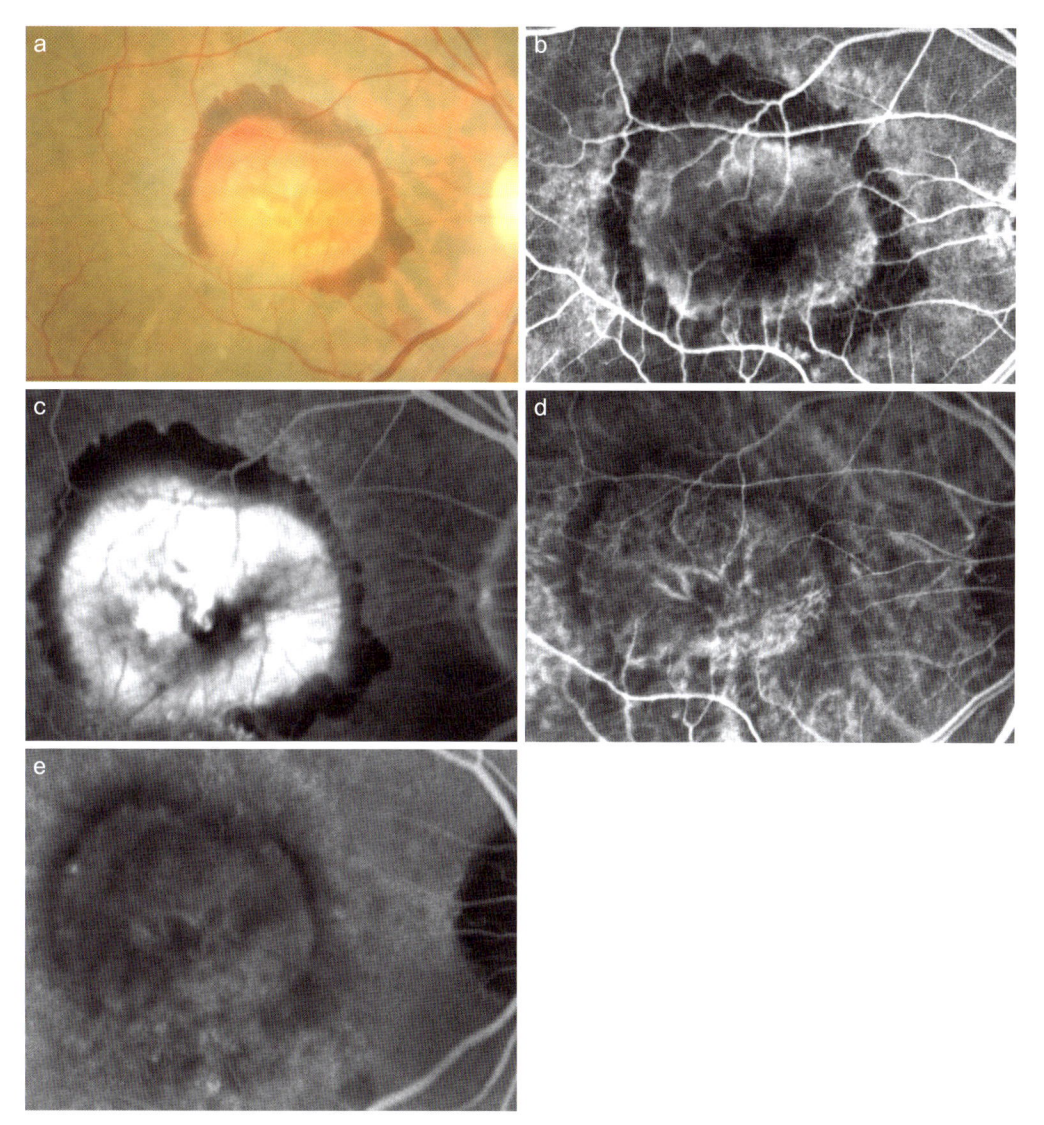

図65 滲出型加齢黄斑変性　73歳男性　右眼
a. カラー眼底写真：脈絡膜新生血管は網膜色素上皮より上に存在し，網膜下に灰白色隆起病巣としてみられる．辺縁に網膜下出血を伴う．
b. FA造影早期（25秒），c. 後期（7分）：脈絡膜新生血管が明瞭にとらえられるclassic CNVで，早期から鮮明な過蛍光を呈し，色素の漏出は後期に強く拡大している．辺縁の低蛍光は網膜下出血によるblockである．
d. IA造影早期（25秒），e. 後期（8分）：脈絡膜新生血管は，早期に網目状の血管構造がみられ，後期まで過蛍光を示すがFAほど強くはない．

拡大する．

(2) ポリープ状脈絡膜血管症 polypoidal choroidal vasculopathy (PCV)

[眼底] 網膜色素上皮レベルの橙赤色隆起病巣は，ポリープ状脈絡膜血管症の診断基準の確定診断の所見である．橙赤色隆起病巣がフィブリンに覆われ灰白色病巣としてみられる場合もある．出血性網膜色素上皮剥離を合併することも多い．

[FA] ポリープ状病巣は網膜色素上皮下の病変であるため，FAでは病巣をとらえきれない．ポリープ状病巣を覆うフィブリンが強いstainingの所見を示す場合には，classic CNVの所見と鑑別が難しいこともある．異常血管網は，網膜色素上皮萎縮によりIAで認める範囲に一致したwindow defectによる過蛍光としてみられることもある．

[IA] ポリープ状病巣は，瘤状病巣あるいは瘤状病巣が集合したぶどうの房状病巣として描出され，造影時間の経過とともに大きくなるが，ある時点から形，大きさは変わらない．早期には内部に小さな過蛍光を認めることもある．後期にポリープ状病巣は均一な過蛍光を示すものが多いが，washoutされ過蛍光を示さないものもある．ポリープ状病巣も確定診断の所見である．異常血管網は，早期には口径不同，拡張，蛇行などの走行異常として認められ，異常血管網の範囲とその周囲には低蛍光を認める．造影後期像には面状の過蛍光を示すことが多い．

[症例1] PCV（図66）

眼底写真では黄斑部橙赤色隆起病巣がみられる．IAでは，ポリープ状病巣は早期から明瞭に検出され，異常血管網は口径不同，拡張，蛇行などの走行異常としてみられ，後期に面状の過蛍光を示す．FAでは，IAでみられるポリープ状病巣は早期から過蛍光を示し，異常血管網は網膜色素上皮萎縮によるwindow defectによる過蛍光としてみられる．ラニビズマブ硝子体注射連続6回施行後，異常血管網とポリープは残存している．

[症例2] PCV（図67）

ポリープはIA造影早期に複数の瘤状過蛍光として観察され，造影後期にはポリープに隣接する異常血管網の部位がプラーク状の過蛍光を呈する．OCTではポリープ状病巣により網膜色素上皮が押し上げられている．光線力学療法（PDT）によりポリープが閉塞しても異常血管網に由来する所見は残ることが多い．

(3) 網膜血管腫状増殖 retinal angiomatous proliferation（RAP）

[眼底] 多発する軟性ドルーゼンと網膜浅層の出血を認めることが多い．黄斑部の網膜内新生血管は，網膜動脈や網膜静脈の末梢血管に連なる網膜内の赤い塊としてみられることもあるが，周囲の出血のため確認できない場合も多い．

[FA] 造影早期に網膜内新生血管と網膜動脈や網膜静脈の吻合がみられる．網膜内および網膜下新生血管は，後期まで強い蛍光漏出を示すことがある．

[IA] 網膜内新生血管は，FAと同様に造影早期に網膜動脈や網膜静脈の吻合がみられる．網膜内および網膜下新生血管は後期まで強い蛍光漏出を示し，hot spotとしてみられる．網膜色素上皮下の脈絡膜新生血管は，網膜色素上皮剥離内の下液による蛍光遮断（block）で検出されない場合がある．

[症例1] RAP（図68）

眼底写真では，黄斑部に軟性ドルーゼンが多発し，網膜内浅層出血と網膜色素上

網膜色素上皮，脈絡膜疾患

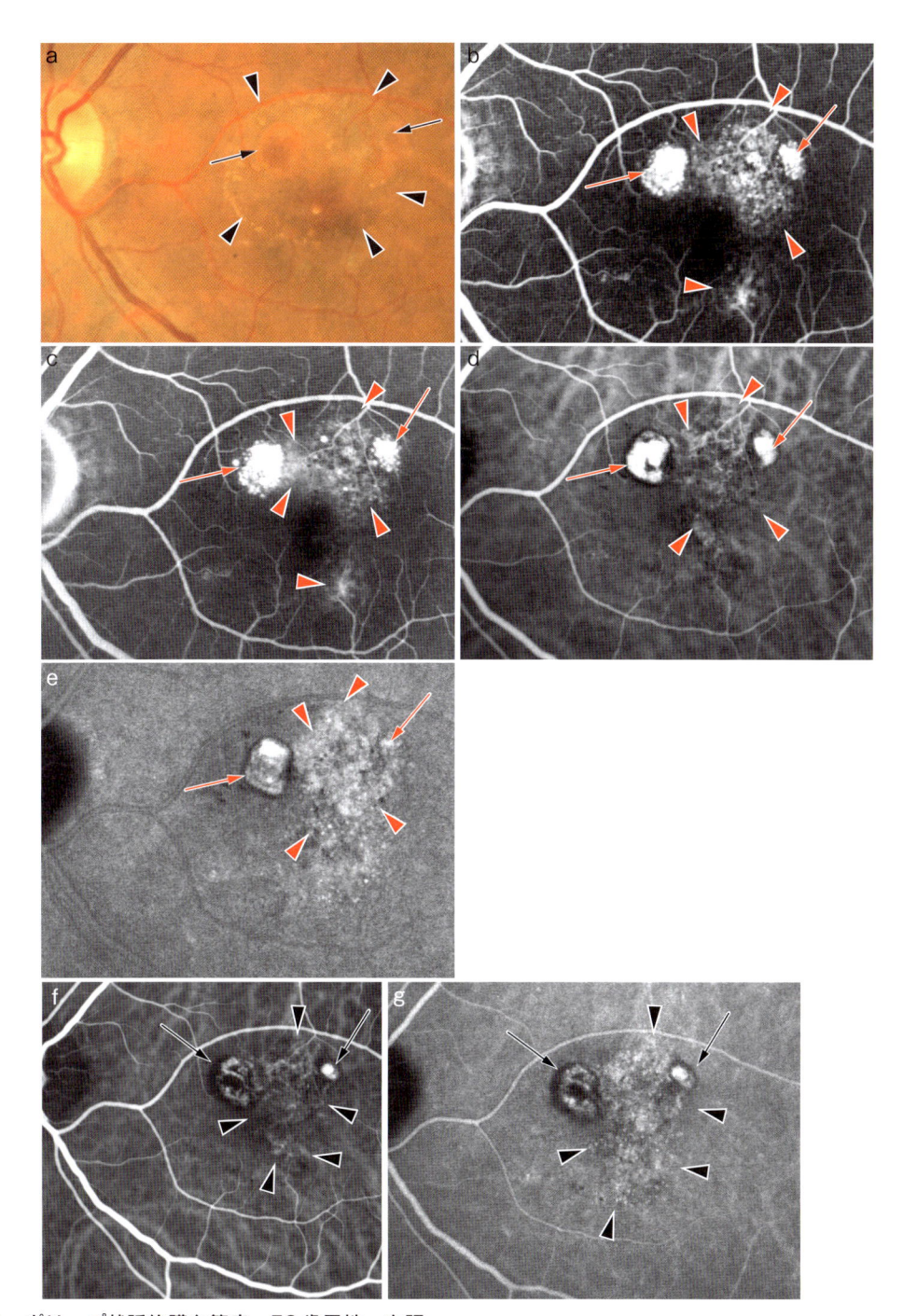

図66 ポリープ状脈絡膜血管症 59歳男性 左眼
a. カラー眼底写真：黄斑部上方に2つの橙赤色隆起病巣がみられ（矢印），漿液性網膜剥離を伴っている（矢頭で囲まれた範囲）．
b. FA造影早期（1分），c. 後期（9分）：IAでみられるポリープ状病巣は早期から過蛍光を示し，後期には色素の漏出がみられ（矢印），異常血管網は，網膜色素上皮の萎縮によりIAで認める範囲に一致したwindow defectによる過蛍光としてみられる（矢頭）．
d. IA造影早期（57秒），e. 後期（16分）：ポリープ状病巣は早期から明瞭に検出されるが，後期では色素はwashoutされ強い過蛍光を示していない（矢印）．異常血管網は，早期には口径不同，拡張，蛇行などの走行異常としてみられ，後期に面状の過蛍光を示す（矢頭）．

ラニビズマブ硝子体注射連続6回施行後※
f. IA造影早期（38秒），g. IA造影後期（11分）：2つのポリープ状病巣（矢印）と異常血管網（矢頭）は残存してみられる．

※ http://www.kanehara-shuppan.co.jp/minitsuku/

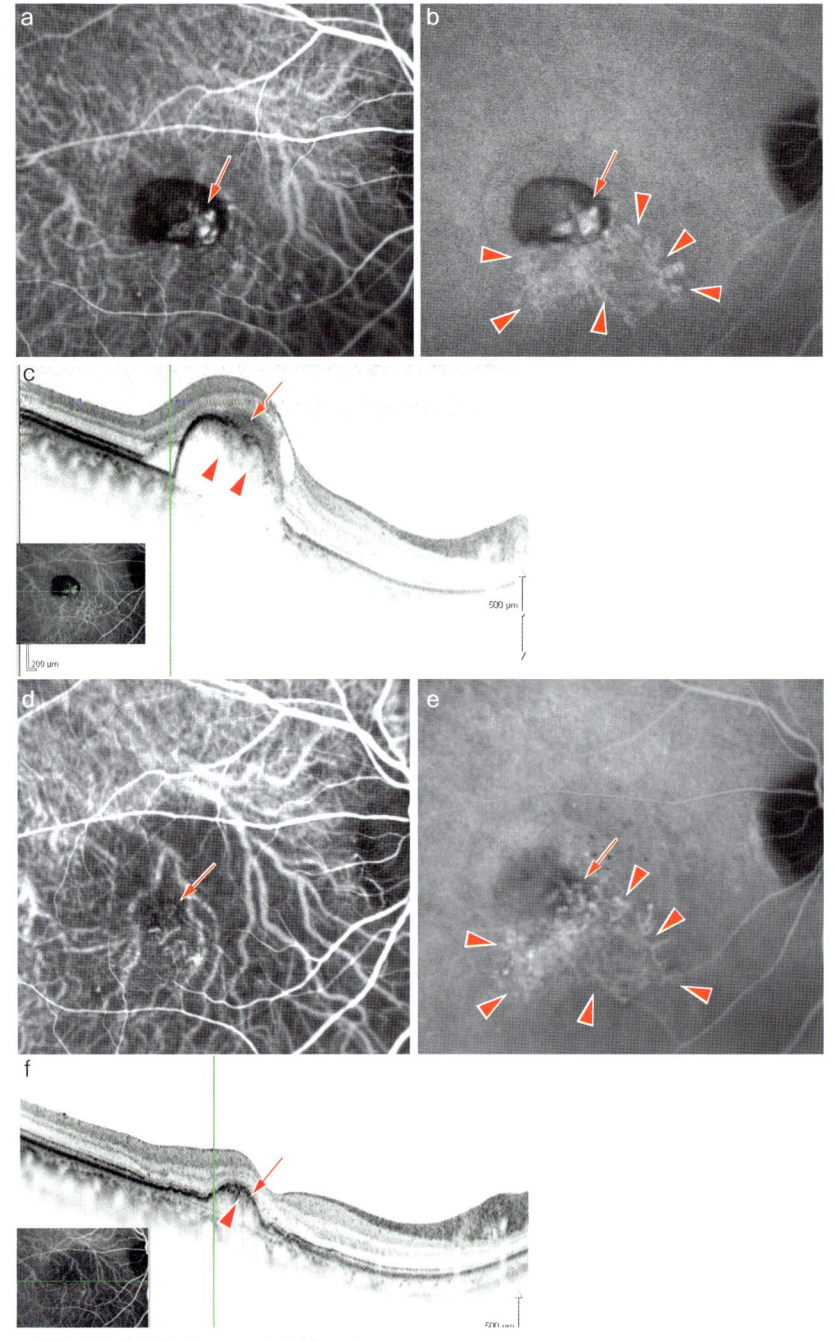

図67 ポリープ状脈絡膜血管症　65歳男性　右眼
PDT前
a. IA造影早期（46秒）：ポリープ状病巣は瘤状血管が集合して形成されている（矢印）．
b. IA造影後期（15分）：ポリープ状病巣は一塊の過蛍光としてみられる（矢印）．異常血管網の範囲は面状の過蛍光を示す（矢頭）．
c. OCT：ポリープ状病巣を示唆する高反射領域が網膜色素上皮を押し上げている（矢頭）．網膜色素上皮の上にフィブリンを示唆する高反射病巣がみられる（矢印）．

PDT 3カ月後
d. IA造影早期（44秒）：PDT前にみられたポリープ状病巣の瘤状血管は認められないが，異常血管が残存している（矢印）．
e. IA造影後期（15分）：ポリープ状病巣は認められないが（矢印），異常血管網の範囲は面状の過蛍光として残存している（矢頭）．
f. OCT：PDT前のポリープ状病巣による網膜色素上皮の隆起の丈は低くなっている（矢頭）．網膜色素上皮の上のフィブリンを示唆する高反射病巣は消失している（矢印）．

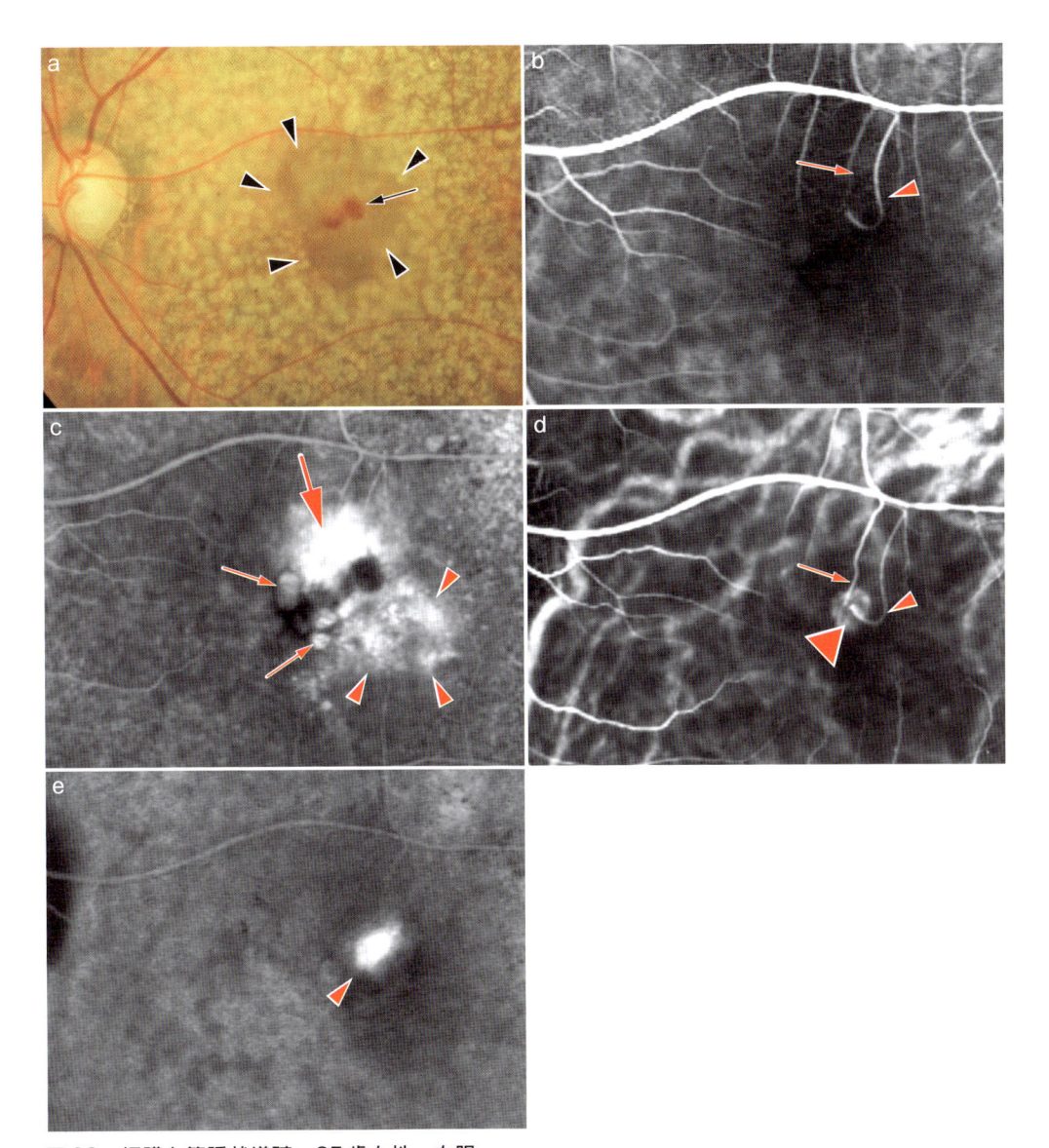

図68 網膜血管腫状増殖　65歳女性　左眼
a. カラー眼底写真：黄斑部には軟性ドルーゼンが多発し，網膜内出血（矢印）と網膜色素上皮剥離（矢頭）がみられる．
b. FA造影早期（16秒）：網膜内新生血管と吻合する網膜動脈（矢頭）と網膜静脈（矢印）がみられる．
c. FA後期（7分）：網膜内および網膜下新生血管は強い色素漏出を示す（大矢印）．その周囲に囊胞様黄斑浮腫による過蛍光（矢印），網膜色素上皮剥離の範囲は色素貯留（pooling）による過蛍光を示す（矢頭）．
d. IA造影早期（31秒）：網膜内新生血管（大矢頭）と吻合する網膜動脈（小矢頭）と網膜静脈（矢印）がみられる．
e. IA造影後期（15分）：網膜内および網膜下新生血管は hot spot としてみられる（矢頭）．

皮剥離などがみられる．FA造影早期には網膜内新生血管と吻合する網膜動脈，網膜静脈がみられる．IA造影早期においても，網膜内新生血管と吻合する網膜動脈や網膜静脈がみられ，IA造影後期には網膜内および網膜下新生血管は hot spot としてみられる．

[症例2]（図69）

　眼底写真，OCTでは大きな網膜色素上皮剥離がみられる．網膜色素上皮剥離は，FA，IAでは早期，後期で低蛍光を示し，その辺縁に網膜血管と吻合する新生血管が過蛍光を呈する．ベバシズマブ硝子体内注射併用PDT後に網膜色素上皮裂孔が生じ，ロールした網膜色素上皮は灰白色の隆起所見としてみられる．IAで網膜色素上皮裂孔部位は脈絡膜中大血管が明瞭にみられ，帯状の低蛍光はロールした網膜色素上皮によるblockである．

[症例3] RAP（図70）

　灰白色の新生血管は，OCTで網膜色素上皮に接しているのが観察される．IAで網膜血管と吻合する新生血管を確認できるが，網膜内出血を伴う場合はFAでは出血によるblockのため検出しにくい場合がある．ベバシズマブ硝子体内注射連続3回施行後，網膜内出血と網膜色素上皮剥離は消失し，IAで新生血管の消失も確認できる．

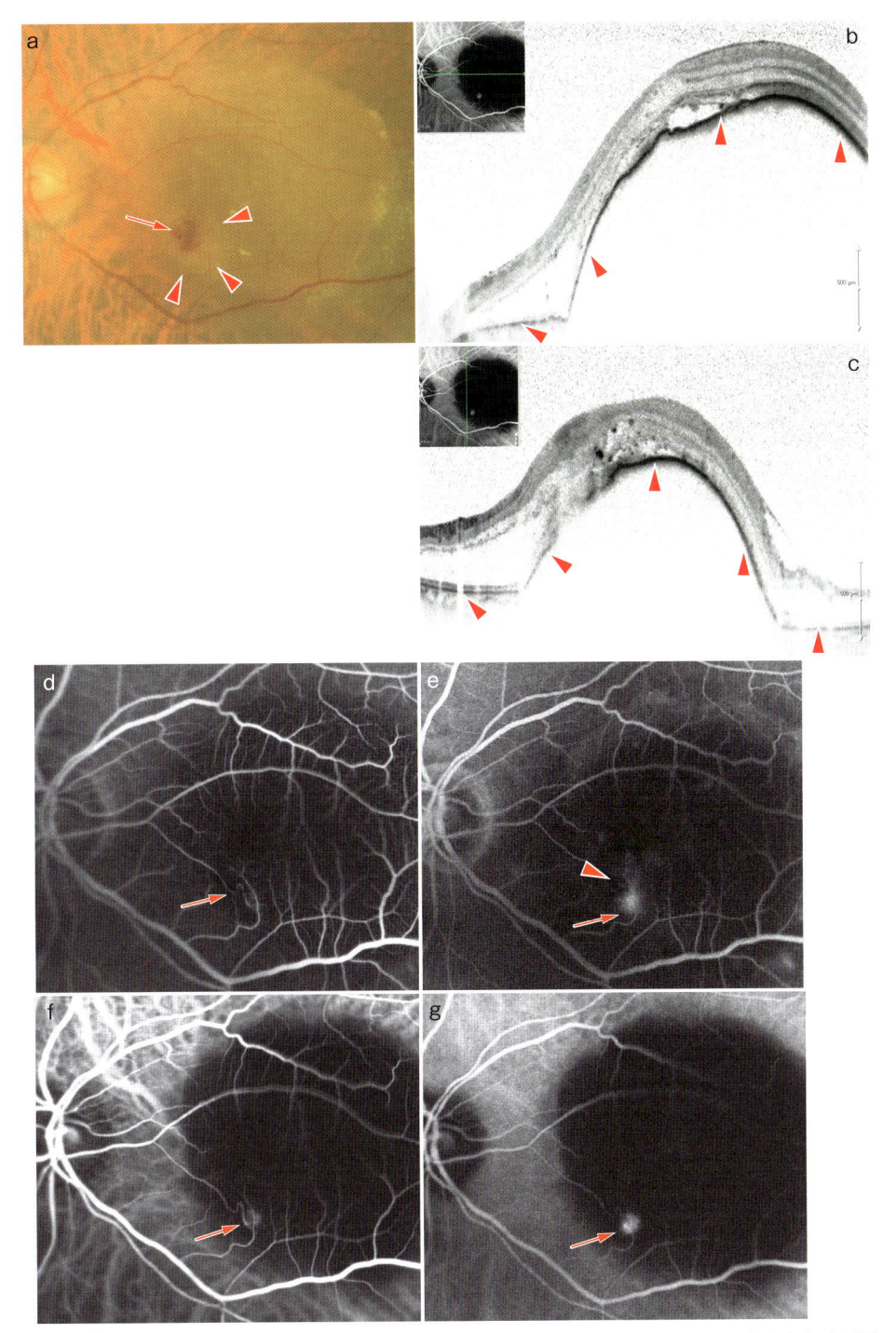

図69 網膜血管腫状増殖（RAP）に対するベバシズマブ硝子体内注射併用PDT後の網膜色素上皮裂孔　77歳
　　　男性　左眼［治療前］
a. カラー眼底写真：黄斑部に網膜色素上皮剥離と網膜内出血（矢印）と灰白色の新生血管を認める（矢頭）．
b. OCT　水平断，c. OCT　垂直断：網膜色素上皮は連続した高反射のラインで（矢頭），丈の高い大きな網膜
　色素上皮剥離を認める．
d. FA早期（30秒）：網膜血管の走行異常を認める（矢印）．この部位が網膜内新生血管と吻合する．
e. FA後期（7分）：新生血管は蛍光色素の漏出による過蛍光を示し（矢印），その上方の低蛍光は網膜内出血に
　よるblockである（矢頭）．
f. IA早期（40秒）：網膜血管と吻合する網膜内新生血管を認める（矢印）．
g. IA後期（10分）：新生血管は円形の過蛍光を示し（矢印），網膜色素上皮剥離は下液によるblockで早期か
　ら低蛍光を示す．

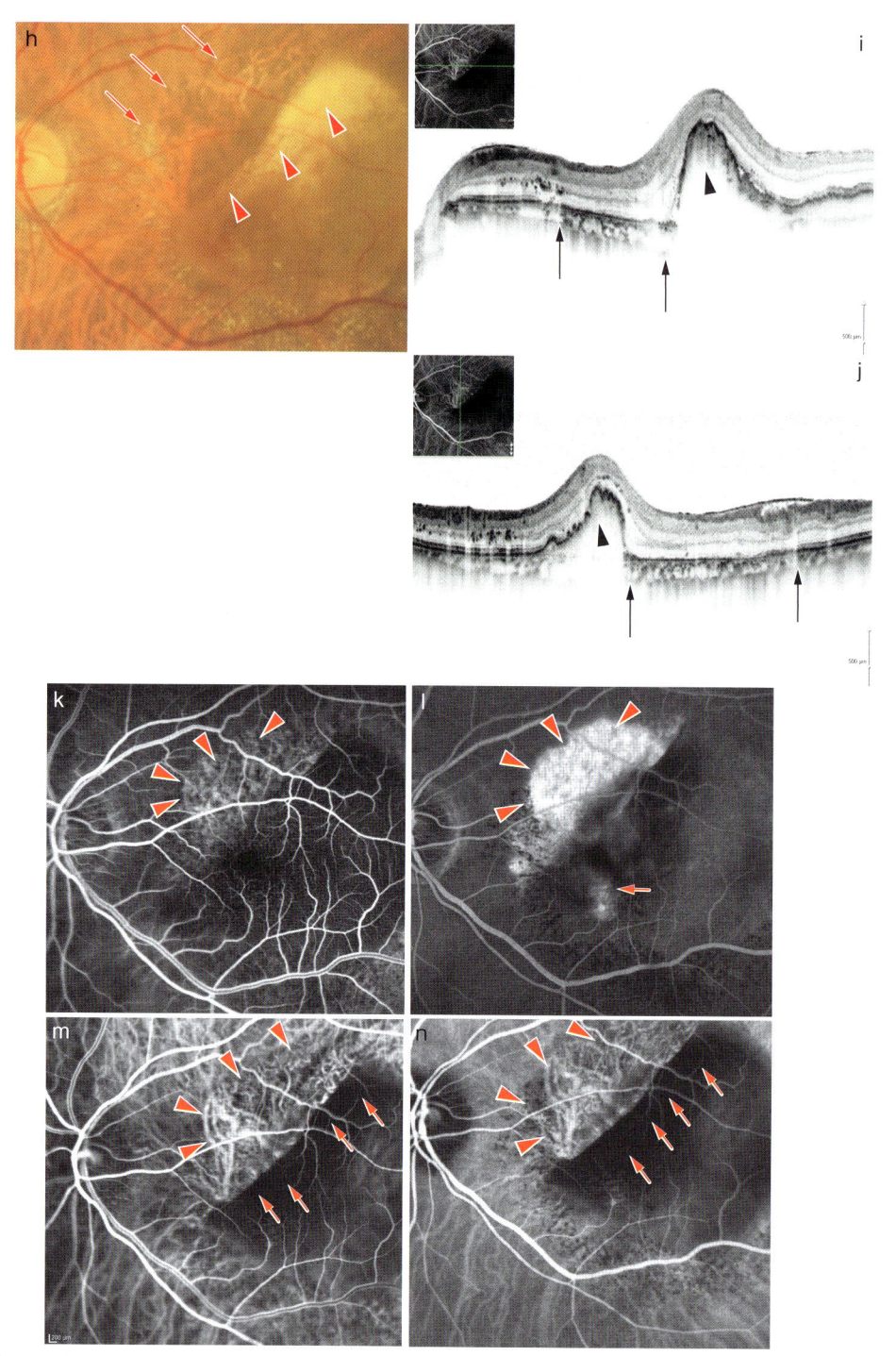

図69（つづき）［治療3カ月後］
h. カラー眼底写真：網膜色素上皮裂孔を認め（矢印），ロールした網膜色素上皮は灰白色の隆起所見として認める（矢頭）．
i. OCT 水平断，j. OCT 垂直断：矢印で囲まれた範囲に網膜色素上皮は認めず，ブルッフ膜と脈絡膜毛細管板をより明瞭に認める．ロールした網膜色素上皮が隆起している（矢頭）．
k. FA早期（18秒）：網膜色素上皮裂孔の範囲は脈絡膜毛細血管が鮮明に造影される（矢頭）．
l. FA後期（6分）：網膜色素上皮裂孔の範囲は強い過蛍光を認める（矢頭）．網膜内新生血管を示唆する過蛍光を認める（矢印）．
m. IA早期（18秒），n. IA後期（10分）：網膜色素上皮裂孔部位は脈絡膜中大血管が明瞭にみられる（矢頭）．ロールした網膜色素上皮による低蛍光がみられる（矢印）．

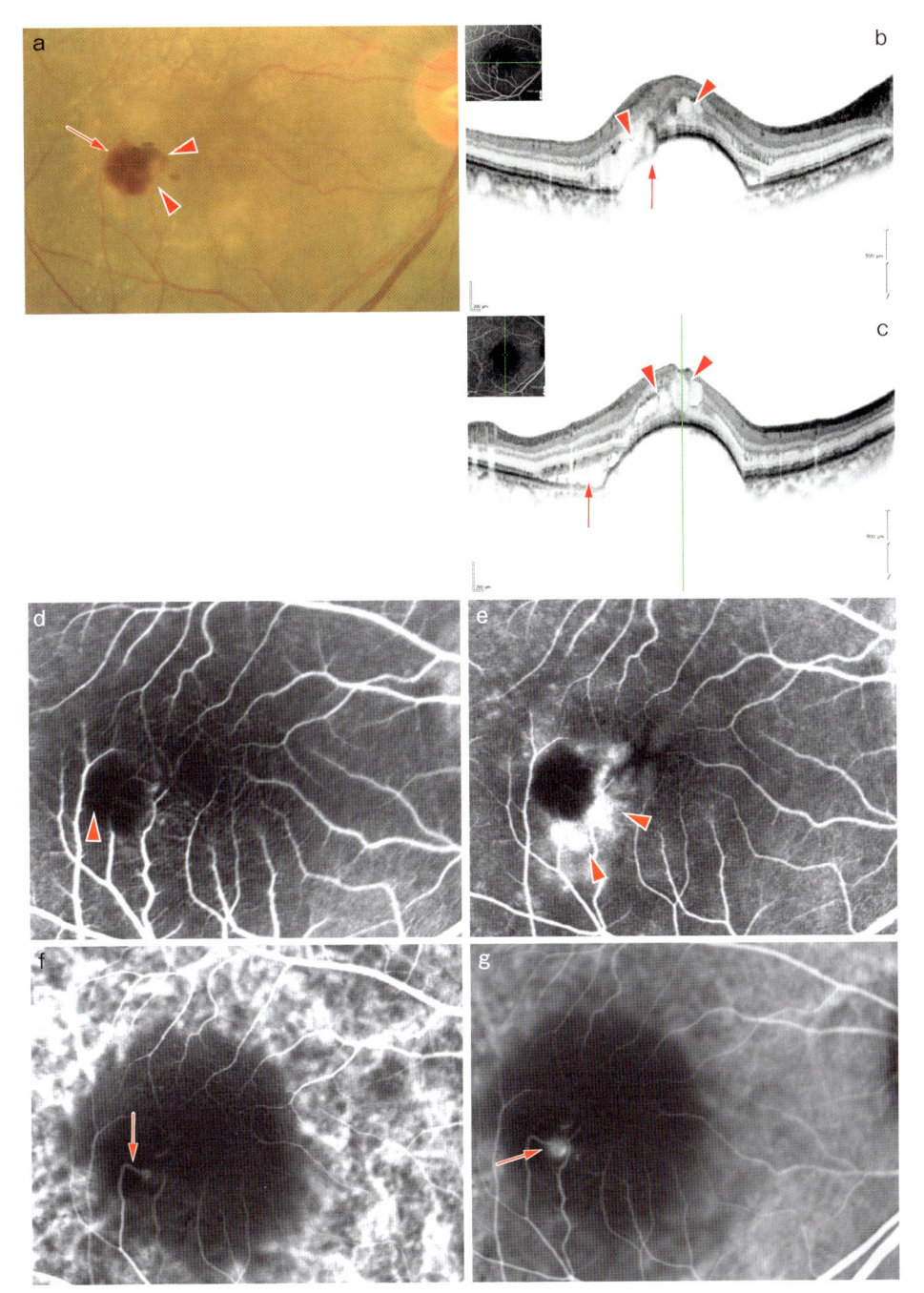

図70 網膜血管腫状増殖（RAP）に対するラニビズマブ硝子体内注射連続3回施行　75歳女性　右眼［治療前］
a. カラー眼底写真：黄斑部にドルーゼンと網膜内出血（矢印）と灰白色の新生血管を認める（矢頭）．
b. OCT　水平断：網膜内新生血管（矢頭）は網膜色素上皮に接している（矢印）．
c. OCT　垂直断：漿液性網膜剥離（矢印），囊胞様黄斑浮腫を認める（矢頭）．
d. FA早期（27秒）：低蛍光は網膜内出血によるblockである（矢頭）．
e. FA後期（5分）：新生血管の蛍光色素の漏出による過蛍光を認める（矢頭）．
f. IA早期（15秒）：網膜血管と吻合する網膜内新生血管を認める（矢印）．
g. IA後期（5分）：新生血管は円形の過蛍光を示し（矢印），網膜色素上皮剥離は下液によるblockで早期から低蛍光を示す．

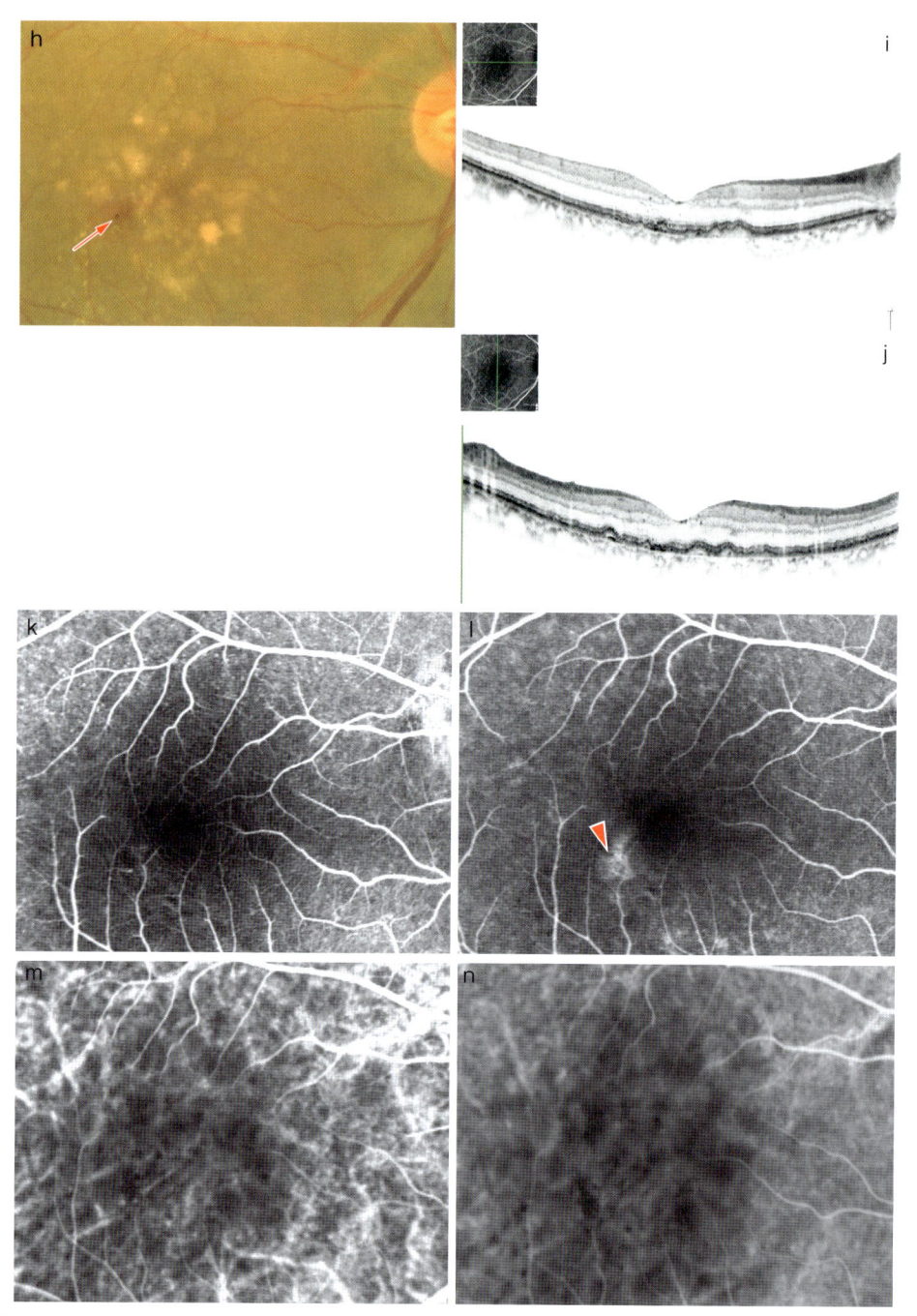

図70（つづき）　[治療開始3カ月後]
h. カラー眼底写真：点状の出血のみ認めている．網膜色素上皮剝離も認めない．
i. OCT　水平断，j. OCT　垂直断：新生血管や網膜色素上皮剝離を示唆する所見は認めない．囊胞様黄斑浮腫や漿液性網膜剝離も消失している．
k. FA早期（23秒）：新生血管およびそれと吻合する血管は，いずれも認めない．
l. FA後期（6分）：新生血管はわずかに組織染に伴う過蛍光を示す（矢頭）．
m. IA早期（15秒），n. IA後期（5分）：新生血管およびそれと吻合する血管は，いずれも認めない．網膜色素上皮剝離も消失している．

3 眼内腫瘍

1 脈絡膜血管腫 choroidal angioma

　脈絡膜血管腫は，孤立性に発生するものとSturge-Weber症候群に合併してびまん性に発生するものがある．孤立性脈絡膜血管腫は，成人になってから漿液性網膜剝離を伴い症状が現れることが多い．びまん性脈絡膜血管腫は，顔面に血管腫を伴い緑内障を合併することがある．

　[眼底] 腫瘍は網膜色素上皮下の赤色から橙赤色の隆起病巣としてみられる．腫瘍上の網膜色素上皮には萎縮や色素のムラがみられる．

　[FA] 網膜動脈が造影される前に，腫瘍内は拡張した網目様のvascular patternを示し，次いで病巣全体が過蛍光を示す．造影後期には斑状のmulti-lake-like patternを示す．網膜色素上皮の萎縮が強ければwindow defectによる過蛍光を伴う．

　[IA] IAは脈絡膜血管腫の診断に極めて重要である．造影早期から脈絡膜腫瘍血管が造影され，強い過蛍光を示すのが特徴である．一方，造影後期には周囲より低蛍光を呈する（washout hypofluorescence）場合もある．

　[症例] 脈絡膜血管腫（図71）

　眼底写真では，腫瘍はオレンジ色の隆起性病変を認める．OCTでは腫瘍により網膜色素上皮が押し上げられている．FAでは拡張した腫瘍血管が造影される．IAでは造影早期に拡張した腫瘍血管が明瞭に造影され，造影後期には腫瘍がびまん性の過蛍光となる．

2 脈絡膜悪性黒色腫 choroidal malignant melanoma

　悪性黒色腫は有色人種では一般に発生率が低いとされており，ぶどう膜悪性黒色腫の発生頻度は日本では欧米の約1/20，1979年の金子らの報告によると，年間あたり400万人に1人の発症率とされている．比較的稀な疾患ではあるが，小型の悪性黒色腫は眼球保存治療の適応となることから，その診断には眼底造影検査が非常に重要となる．

　[眼底] 典型的な症例では，黒色調の眼底の隆起としてみられるが，全体が真っ黒ではなく色調にムラがあることが多い．特に腫瘍上の網膜色素上皮が萎縮したり過形成を生じたりすると，橙色や不規則な色素沈着を伴って見えるため，眼底所見だけからは診断が難しい症例がある．

　[FA] FAでは腫瘍上の網膜色素上皮の萎縮などによる影響を受けるため確定診断をつけにくい．典型的な症例では腫瘍内部はやや低蛍光であり，造影中期〜後期にかけて腫瘍の周囲を縁取るように"夜空の星"状の点状の多発性過蛍光を見ることが多い．

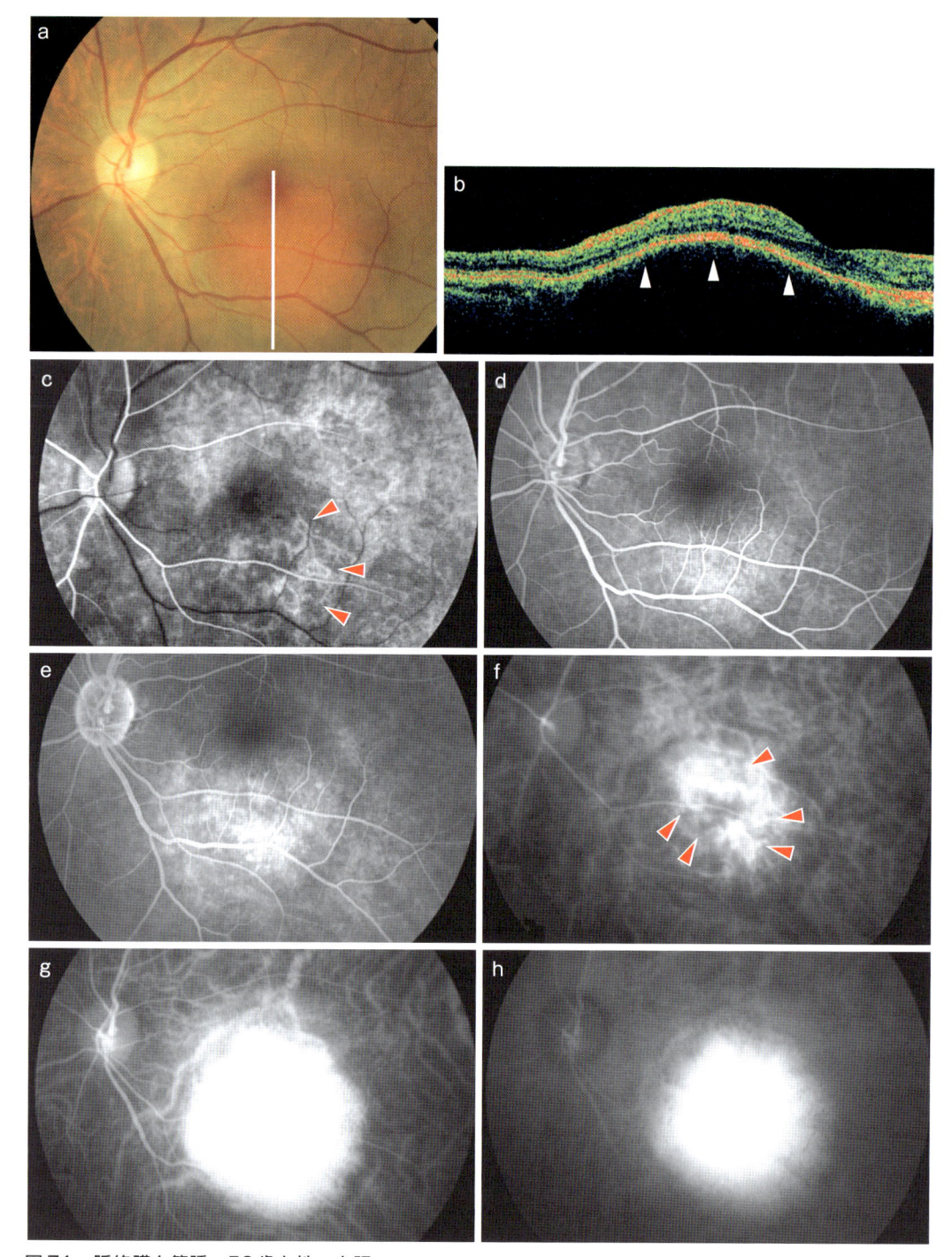

図71 脈絡膜血管腫　58歳女性　左眼
a. カラー眼底写真：黄斑部下方にオレンジ色の隆起性病変を認める.
b. OCT：腫瘍により網膜色素上皮が押し上げられている（矢頭）.
c. FA造影早期（22秒）：網膜動脈が造影された時点ですでに拡張した腫瘍血管が造影される（矢頭）.
d. FA造影早期（45秒）：病巣全体が過蛍光を示す.
e. FA造影後期（10分）：網膜色素上皮の隆起が高い部分で強い過蛍光を認める.
f. IA造影早期（24秒）：拡張した腫瘍血管が造影される（矢頭）.
g. IA造影早期（1分）：病巣全体が淡い過蛍光を示す.
h. IA造影後期：腫瘍内の過蛍光はやや減弱するも持続し，本症例ではwashoutに伴う過蛍光とならない.

[IA] IAは悪性黒色腫の診断に極めて有用である．腫瘍中のメラニン色素が強い蛍光遮断を示すことと，透過性が高いため，腫瘍上の網膜色素上皮萎縮などの影響を受けにくく，造影早期から後期まで一貫して非常に高度の低蛍光を示す．造影後期には低蛍光を縁取るような淡い過蛍光を見ることもある．さらに，FAよりも正確に脈絡膜内に浸潤している腫瘍の範囲を同定することも可能である．

[症例] 脈絡膜悪性黒色腫（図72）

FA造影早期には腫瘍は不整な低蛍光を示し，病巣内部に点状に多発する過蛍光がみられる．FA造影後期には腫瘍内部の点状過蛍光から色素漏出がみられる．IAでは，腫瘍はメラニン色素により造影早期から後期まで黒色の低蛍光を示す．IA造影後期には腫瘍の周囲にリング状に縁取るような過蛍光がみられる．

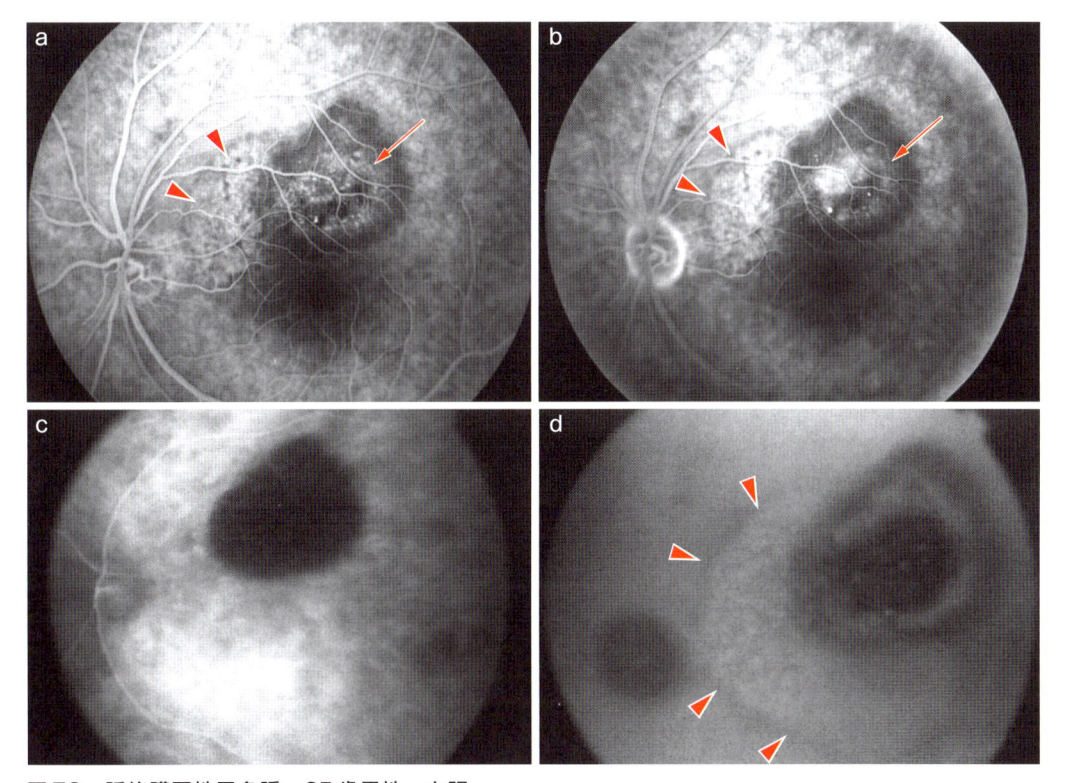

図72　脈絡膜悪性黒色腫　65歳男性　左眼
a. FA造影早期（54秒）：黄斑の耳上側に不整な低蛍光を示す病変がみられる（矢印）．病巣内部に点状の多発する過蛍光がみられる．さらに周囲に不整な過蛍光がみられる（矢頭）．
b. FA造影後期（8分）：腫瘍内部の点状過蛍光から色素漏出がみられる（矢印）．周囲の不整な過蛍光は後期までみられる（矢頭）．
c. IA造影早期（18秒）：腫瘍はメラニン色素により黒色の低蛍光を示す．
d. IA造影後期（22分）：腫瘍の周囲にリング状に縁取るような過蛍光がみられる．さらに周囲に広範囲にわたり淡い過蛍光がみられ（矢頭），腫瘍の浸潤が眼底後極部の広範囲に及んでいると推察される．

❸ 転移性脈絡膜腫瘍 metastatic choroidal tumor

　転移性脈絡膜腫瘍は孤発性または多発性のやや隆起した病変としてみられ，後極部から中間周辺部にかけてみられる．原発巣は女性では乳癌，男性では肺癌が多い．原発巣の治療歴があることがほとんどであるが，ときに眼病変で発見されることもあるため，所見をよく把握しておくことが非常に重要である．
　[FA] 造影早期には腫瘍自体の block による背景蛍光の低下がみられる．造影後期には不規則な点状過蛍光の集積がみられる．
　[自発蛍光] FA とほぼ逆転したパターンを示すのが特徴である．すなわち FA で点状過蛍光を示す部位は点状低蛍光となる．また，治療後に腫瘍が壊死に陥った場合には，網膜色素上皮萎縮に至った部位が明瞭な低蛍光となるので判別しやすい．
　[IA] 造影後期には腫瘍の block による低蛍光を示す．造影後期には腫瘍の組織染による淡い過蛍光を呈する場合もある．

[症例1] 転移性脈絡膜腫瘍（図73）

　眼底写真では後極部にオレンジ色の隆起性病変と周囲に漿液状網膜剥離を認め，OCTでは網膜色素上皮の隆起と黄斑部に漿液性網膜剥離を認める．FAでは腫瘍の辺縁部で多発する点状過蛍光を認める．IAは腫瘍の block による淡い低蛍光を示す．自発蛍光では網膜色素上皮萎縮の部位は明瞭な低蛍光を示す．腫瘍が残存している部位は過蛍光である．自発蛍光では図73dのFA所見と逆のパターンを示し，腫瘍辺縁に沿って顆粒状の低蛍光が多発している．

[症例2] 転移性脈絡膜腫瘍（図74）

　転移性脈絡膜腫瘍は放射線照射に良好に反応する症例も多い．腫瘍は治療により平坦化し，合併していた漿液性網膜剥離も消失し，腫瘍上に網膜色素上皮萎縮による脱色素斑がみられる．眼底自発蛍光では脱色素斑の部位は明瞭な低自発蛍光となる．

❹ 原発性眼内リンパ腫 primary interocular lymphoma (PIOL)

　PIOLは眼球内に発生する悪性リンパ腫 malignant lymphoma である．ぶどう膜炎を思わせる臨床症状を示し，いわゆる仮面症候群の代表的な疾患の一つである．PIOLのほとんどは非ホジキンのびまん性大細胞型リンパ腫が占める．発症年齢は50～60歳代が多く，本邦では女性に多い．臨床像は，硝子体混濁を主体とするタイプと眼底に黄白色の斑状病巣を形成する眼底型に大別されるが，両者の混在も多い．確定診断は，硝子体生検による悪性細胞の証明やサイトカインの測定などによる．しかし本疾患が悪性疾患であることを鑑み，特に眼底型の場合には眼底所見，自発蛍光，蛍光眼底造影所見から積極的に本症を疑うことが確定診断の第一歩となる．

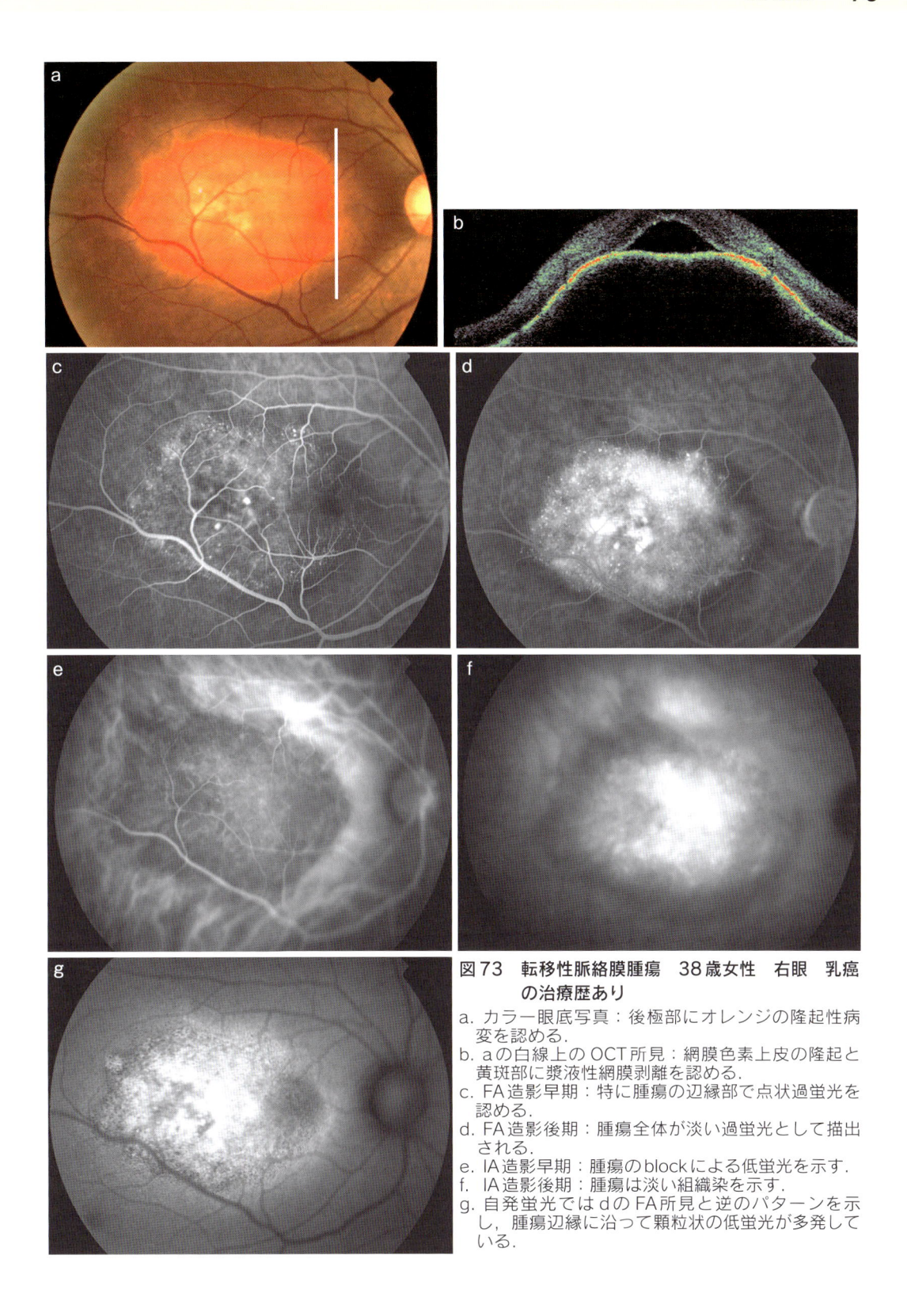

図73　転移性脈絡膜腫瘍　38歳女性　右眼　乳癌の治療歴あり

a. カラー眼底写真：後極部にオレンジの隆起性病変を認める.
b. aの白線上のOCT所見：網膜色素上皮の隆起と黄斑部に漿液性網膜剥離を認める.
c. FA造影早期：特に腫瘍の辺縁部で点状過蛍光を認める.
d. FA造影後期：腫瘍全体が淡い過蛍光として描出される.
e. IA造影早期：腫瘍のblockによる低蛍光を示す.
f. IA造影後期：腫瘍は淡い組織染を示す.
g. 自発蛍光ではdのFA所見と逆のパターンを示し，腫瘍辺縁に沿って顆粒状の低蛍光が多発している.

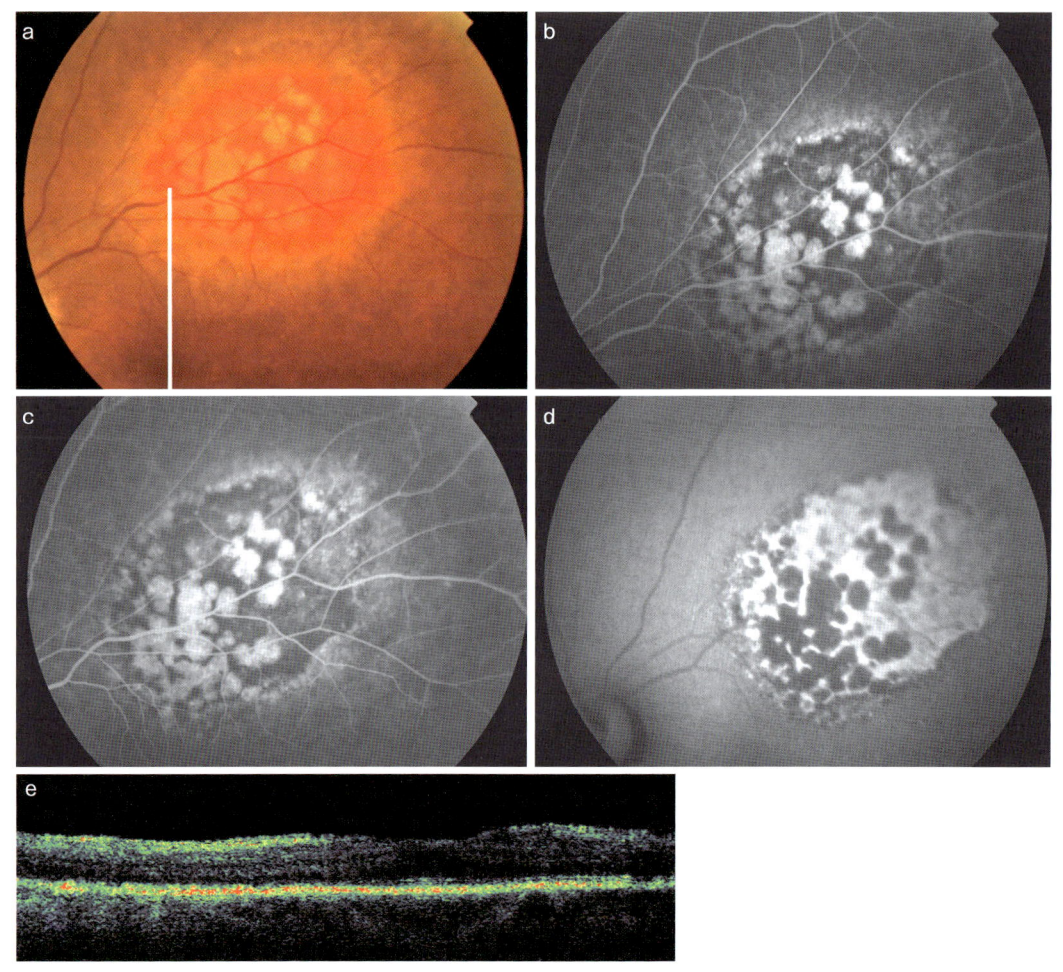

図74 転移性脈絡膜腫瘍　78歳女性　左眼
　眼病変が初発で精査により乳癌が判明．眼球への放射線治療終了後の所見．
a. カラー眼底写真：腫瘍は平坦化し，腫瘍上に網膜色素上皮萎縮による脱色素斑がみられる．
b. FA造影初期．
c. FA造影後期：網膜色素上皮萎縮の部位は造影早期から後期まで明瞭な過蛍光を示す．
d. 自発蛍光では網膜色素上皮萎縮での部位は明瞭な低蛍光を示す．腫瘍が残存している部位は過蛍光である．
e. OCT：腫瘍は治療により平坦化している．

　　[眼底] 黄白色の斑状病巣が網膜下に散在性あるいは癒合性にみられる．境界明瞭で明らかな隆起病変としてみられる場合もある．

　　[FA] 腫瘍自体は造影後期に淡い過蛍光を呈する．腫瘍上の色素増殖はblockによる低蛍光を示す．

　　[IA] 腫瘍のblockによる低蛍光を示す．

　　[自発蛍光] FAを反転したような所見を示し，しばしば腫瘍上にみられる色素増殖は明瞭な過蛍光を示す．

[症例] PIOL（図75）

　眼底写真では茶褐色の色素沈着を伴う黄色の隆起病巣を認め，FAでは隆起病巣の部位はblockによる低蛍光を示す．自発蛍光はFAを反転したような所見を呈し，腫瘍自体は淡い過蛍光を示し，腫瘍上の色素増殖は明瞭な過蛍光を示す．

⑤ 星状細胞性網膜過誤腫

　結節性硬化症に合併してみられることが多く，結節性硬化症の50%以上にみられる．灰白色を呈し，孤発性あるいは多発性で視神経乳頭の付近あるいは網膜血管に沿ってみられる．その所見から，①平坦で半透明，石灰化のない神経線維層内の腫瘍，②視神経乳頭近傍にみられる桑実状で2〜3乳頭径大の隆起性腫瘍，③これら2つの病型の中間型，の3型に分類されているが，これらの移行型もみられる．組織所見では，病変部は比較的大きな血管網とその中の細長い星状膠細胞からなり，大結節の病変部ではヒアリンまたはカルシウムの沈着がみられる．

　[眼底] 灰白色の隆起病巣が乳頭の付近あるいは網膜血管に沿ってみられる．腫瘍内は血管に富み，桑実状の外観を呈する．

　[FA] 腫瘍自体は造影早期から過蛍光で，造影後期には蛍光強度の増強と色素漏出がみられる．

　[IA] 腫瘍のblockによる低蛍光を示す．

　[自発蛍光] 桑実状の病変部は著明な自発蛍光を呈する．

　[OCT] 網膜神経線維層の肥厚を呈し，腫瘍がこの層にあることを示す．

　[症例] 星状細胞性網膜過誤腫

　視神経乳頭もしくは網膜血管に沿って桑実状のぶつぶつした隆起病巣がみられる．FAの造影早期には腫瘍血管が描出される．腫瘍部位のOCT所見では網膜神経線維層の著明な肥厚がみられる（図76）．

Column　色素漏出か？　はたまた強い組織染か？

　「このように色素漏出があります」と言って研修医から見せられた写真の中に，造影後期にハレーションを伴う強い組織染がしばしば混じっていることがある．色素漏出の場合には，造影色素が病変部位から漏れ出るために，造影早期に比べ後期に過蛍光の範囲が拡大するのが特徴である．一方，造影後期に，早期に比べて蛍光強度は増大しているものの過蛍光の範囲が変わらないものは「組織染」であり，「色素漏出」ではない．この二つの用語はしばしば混同しやすいものであるが，その所見が意味する病態は異なるので，間違えないようにしよう！

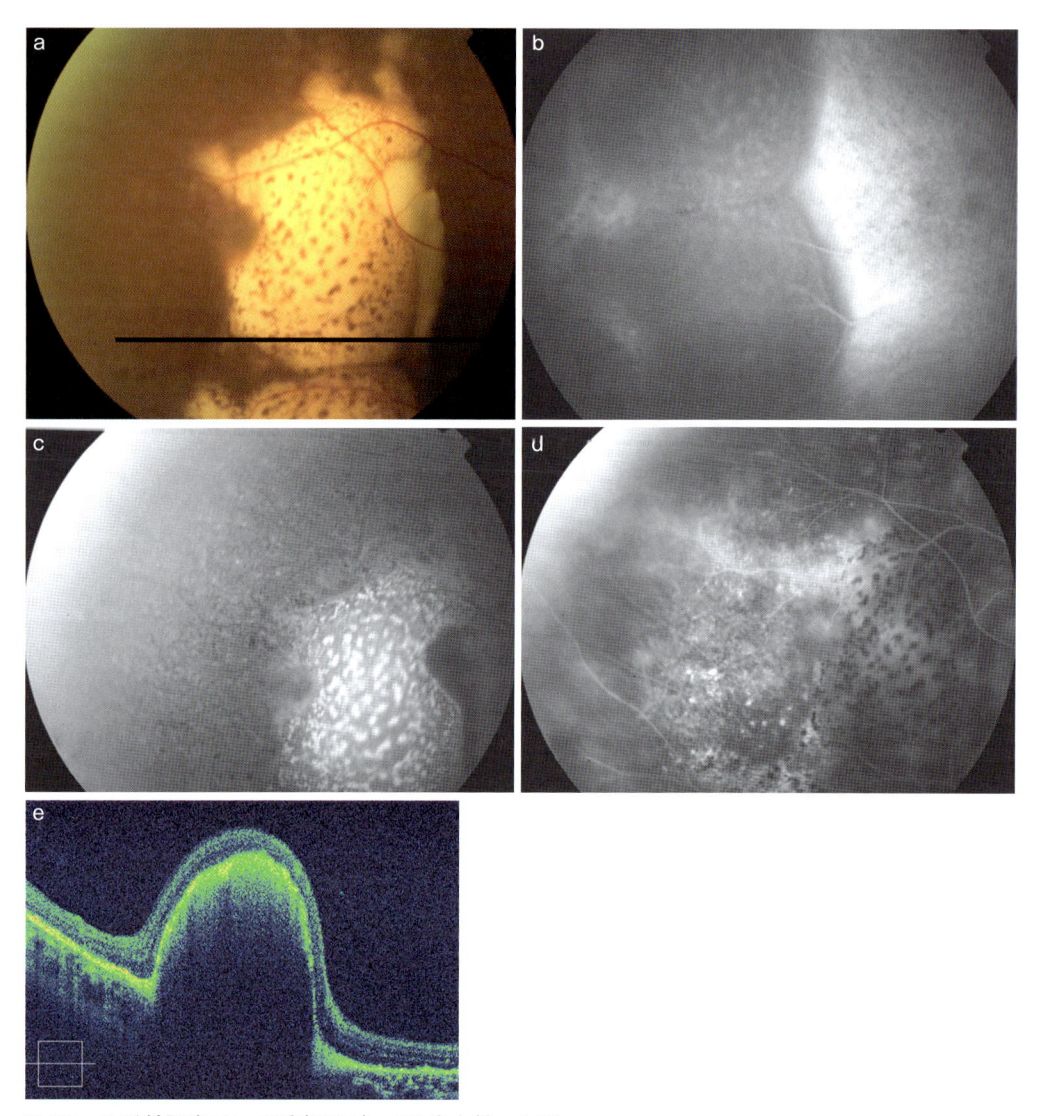

図75 原発性眼内リンパ腫（PIOL） 59歳女性 右眼
a. カラー眼底写真：耳側の眼底に茶褐色の色素沈着を伴う黄色の隆起病巣を認める．
b. 隆起病巣の部位はblockによる低蛍光を示す．
c. 自発蛍光はFAを反転したような所見を呈する．腫瘍自体は淡い過蛍光を示し，腫瘍上の色素増殖は明瞭な過蛍光を示す．
d. FA：腫瘍はblockによる低蛍光を示し，腫瘍上の色素増殖はより明確な低蛍光としてみられる．
e. OCT：網膜色素上皮下の隆起病巣が認められる．
（SHIDA T, OHNO-MATSUI K, KANEKO Y et al : Fundus Autofluorescence Patterns in Eyes With Primary Intraocular Lymphoma. Retina 30 : 23-32, 2010より許可を得て転載）

眼内腫瘍　79

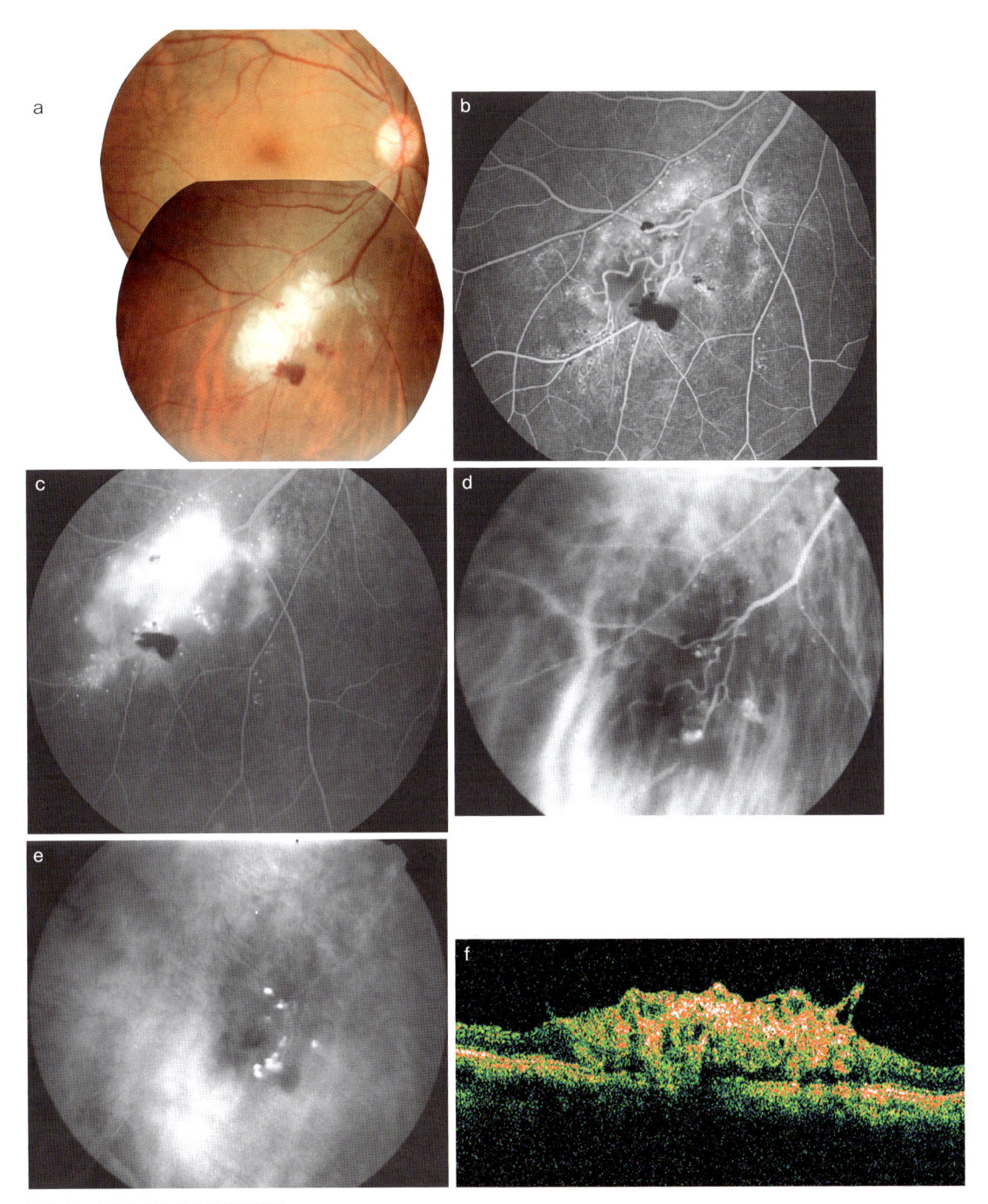

図76　星状細胞性網膜過誤腫
a. カラー眼底写真（合成）：耳下側の網膜血管に沿ってカエルの卵が集簇したような外観を呈する腫瘤状病巣を認める．周囲に出血を伴う．
b. FA造影早期：腫瘤内に拡張した腫瘍血管を認める．腫瘤周囲の網膜毛細血管も拡張し，多数の毛細血管瘤の形成を認める．
c. FA造影後期：拡張した腫瘍血管からの色素漏出に伴い，強い過蛍光を呈する．
d. IA造影早期：腫瘤部位は腫瘍によるblockのため全体的にやや低蛍光を呈し，その中に腫瘍血管が明瞭にみられる．
e. IA造影後期：腫瘍によるblockを背景に，毛細血管瘤や拡張した腫瘍血管に貯留した造影色素が夜空の星状に過蛍光として観察できる．
f. OCT：網膜表層から深層にかけて腫瘍による細胞の不整な肥厚を認める．

索　引

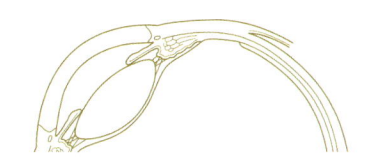

● 和　文

あ
アナフィラキシー（様）ショック　6

い
インドシアニングリーン　2
インフォームド・コンセント　3
異常血管網　12, 62
萎縮型加齢黄斑変性　60

お
オフサグリーン®　11
黄斑部の渦静脈　29

か
加齢黄斑変性　60
仮面症候群　74
花弁状の過蛍光　38
外血液網膜関門　19
眼底カメラ　8
眼底自発蛍光　2
眼内腫瘍　71
眼ヒストプラスマ症　50

き
キサントフィル　12, 14
球後の血管　29
共焦点方式レーザー　8
強度近視　44
強度近視眼　29
近視性CNV　47

け
蛍光遮断　22, 27
血圧低下　6
血管外漏出　38
原発性眼内リンパ腫　74

こ
呼吸困難　6
孤立性脈絡膜血管腫　71

し
ショック　4
シルエット　24
自発蛍光　14
色素貯留　19, 25
色素沈着　22
色素漏出　20
若年女性　54
充盈欠損　23, 28
充盈遅延　23, 28
出血　22
初期脈絡膜蛍光　17
新生血管　33
滲出型加齢黄斑変性　60
蕁麻疹　7

せ
星状細胞性網膜過誤腫　77

そ
組織染　20, 26

た
走査レーザー検眼鏡　8
層流　18
増殖前糖尿病網膜症　32
増殖糖尿病網膜症　33
続発性毛細血管拡張　40

た
多発性後極部網膜色素上皮症　56
単純型出血　44
単純糖尿病網膜症　32

ち
中心窩傍毛細血管拡張症　38
中心性漿液性脈絡網膜症　56
中等度近視　54

て
点状内層脈絡膜症　54
転移性脈絡膜腫瘍　74

と
動静脈交叉部　38
特発性CNV　50
特発性脈絡膜新生血管　50

な
梨子地眼底　44
軟性ドルーゼン　62

に
乳癌　74
乳頭周囲脈絡膜萎縮　44
乳頭上新生血管　33

の
嚢胞様黄斑浮腫　21

は
バイタルサイン　7
バリアフィルター　9
肺癌　74
瘢痕期 CNV　48

ひ
皮膚症状　7

ふ
フィブリン　56, 61
フックス斑　49, 50, 51
フルオレサイト®注射液　9
フルオレセイン・ナトリウム　1
ブルッフ膜　43, 44
副作用　4

へ
ベスト病　41

ほ
ベバシズマブ　50

ポリープ状病巣　62
ポリープ状脈絡膜血管症　60, 61

み
脈絡膜悪性黒色腫　71
脈絡膜血管腫　71
脈絡膜静脈　24
脈絡膜新生血管　21
脈絡膜動脈　24

む
無灌流領域　38

め
メラニン　28
メラニン色素　73

も
毛様網膜動脈　30
網膜血管腫状増殖　60, 62
網膜色素上皮　2
網膜色素上皮剥離　60
網膜色素上皮裂孔　14, 67
網膜色素線条　43
網膜静脈分枝閉塞症　38
網膜静脈ループ形成　30
網膜中心静脈閉塞症　36
網膜中心動脈閉塞症　34
網膜動脈分枝閉塞症　35
網膜内血管腫状増殖　12
網膜内細小血管異常　33
網膜内出血　65
網膜内循環時間　17
網膜内新生血管　62, 65, 69
問診　3

よ
ヨード過敏症　3

ら
ラニビズマブ　62
卵黄状黄斑ジストロフィ　41

り
リポフスチン　2, 12, 41
流出入血管　12
留置針　4, 6

れ
励起フィルター　9

わ
腕-網膜循環時間　17

● 欧文

A
age-related macular degeneration　60
angioid streak　43

B
Best disease　41
blocked fluorescence　22, 27

C
central retinal vein occlusion　36
central serous chorioretinopathy　56
cherry-red spot　34
choroidal angioma　71

choroidal flush　17
choroidal malignant melanoma
　　　　　　　　　　　71
classic CNV　60
cystoid macular edema　37

D
Davis 分類　32

F
filling defect　23, 28
filling delay　22, 23, 28
fluorescein angiography　1
fundus autofluorescence　1

G
Grönblad-Strandberg 症候群　43

H
HRA2　11

I
indocyanine green　2
indocyanine green angiography
　　　　　　　　　　　1

L
lacquer cracks　44
laminar flow　18
leakage　20

M
MacTel　38
macular teleangiectasia　38
metastatic choroidal tumor　74
multifocal posterior pigment
　epitheliopathy　56

N
neovascularization elsewhere
　　　　　　　　　　　33
neovascularization of disc　33

O
occult CNV　60

P
polypoidal choroidal
　vasculopathy　61
pooling　19, 20, 25

primary interocular lymphoma
　　　　　　　　　　　74
pseudohypopyon　41
punctuate inner choroidopathy
　　　　　　　　　　　54

R
retinal angiomatous proliferation
　　　　　　　　　　12, 62

S
scanning laser ophthalmoscope
　　　　　　　　　　　8
staining　20, 26
Sturge-Weber 症候群　71

W
washout hypofluorescence　71
window defect　19, 26

Z
Zinn-Haller 動脈輪　30

●略　語

AMD　60
BRAO　35
BRVO　38
CME　37
CNV　42
CRAO　34
CRVO　36

CSC　56
FA　1
FAF　1, 2
IA　1
ICG　2
IRMA　33
MPPE　56, 59

NVD　33
NVE　33
PCV　61
PIC　54
PIOL　74
RAP　12, 62
SLO　8

身につく
蛍光眼底造影検査手技と
所見の読み方　　　　　　　　定価（本体5,800円＋税）

2011年10月 5 日	第 1 版第 1 刷発行
2012年 7 月10日	第 2 刷発行
2014年 3 月20日	第 3 刷発行
2016年 3 月20日	第 4 刷発行
2019年 6 月20日	第 5 刷発行

著　者　　大野　京子・森　隆三郎
　　　　　　おおの　きょうこ　　もり　りゅうざぶろう

発行者　　福　村　直　樹

発行所　　金原出版株式会社
　　　　　〒113-0034　東京都文京区湯島2-31-14
　　　　　電話　編集 ──────── (03)3811-7162
　　　　　　　　営業 ──────── (03)3811-7184
　　　　　FAX ──────────── (03)3813-0288
　　　　　振替口座 ──────── 00120-4-151494
　　　　　http://www.kanehara-shuppan.co.jp/

©2011
検印省略
Printed in Japan

印刷・製本／(株)真興社

ISBN978-4-307-35143-0

JCOPY ＜出版者著作権管理機構　委託出版物＞
本書の無断複製は著作権法上での例外を除き禁じられています。複製される場合は，そのつど事前に，出版者著作権管理機構（電話 03-5244-5088, FAX 03-5244-5089, e-mail：info@jcopy.or.jp）の許諾を得てください。

小社は捺印または貼付紙をもって定価を変更致しません。
乱丁，落丁のものはお買上げ書店または小社にてお取り替え致します。

好評書改訂！点眼薬を上手に選び、使うためのエッセンスをさらに凝縮！！

点眼薬クリニカルブック 第2版

編著 庄司 純

点眼薬は眼科特有の局所療法でありながら、使用頻度の高い標準薬でもある。したがって、正しく点眼薬を処方するためには十分な基礎知識が必要になる。約4年ぶりの改訂となる本書では、"これだけは知っておきたい"点眼薬療法のエッセンスに加えて、臨床症例も大充実。疾患・領域別に豊富な写真と丁寧な解説で点眼薬の具体的な処方がわかる。日常診療で点眼薬を上手に選び、使うための必読書。

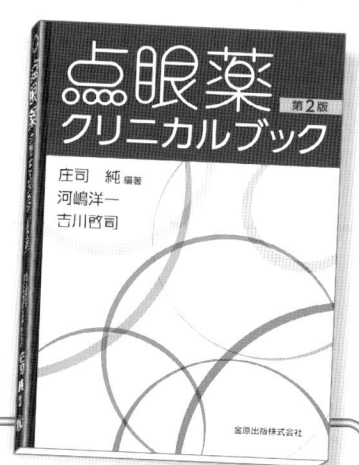

主な内容

1章 点眼薬の基礎
点眼剤 総論　点眼容器の機能と工夫　点眼剤の正しい使い方指導　点眼剤の保管　使用期限

2章 感染症治療薬
抗菌薬　抗真菌薬　クラミジア治療薬　抗ヘルペス薬

3章 アレルギー治療薬
アレルギー治療薬を理解するための基礎知識　アレルギー治療薬の種類と作用機序　ほか

4章 角膜治療薬・ドライアイ治療薬
角膜・ドライアイ治療薬を理解するための基礎知識　角膜・ドライアイ治療薬の種類と作用機序　ほか

5章 炎症治療薬
副腎皮質ステロイド薬　非ステロイド性抗炎症薬（NSAIDs）　消炎酵素薬

6章 緑内障治療薬
緑内障の基礎知識　薬理作用　現在使用可能な緑内障点眼薬　緑内障治療における点眼薬の役割

7章 白内障治療薬
白内障治療薬の基礎知識
白内障治療薬の種類

8章 散瞳薬
散瞳薬の基礎知識
散瞳薬の種類と作用機序
散瞳薬の臨床応用

9章 点眼麻酔薬
点眼麻酔薬の基礎知識
点眼麻酔薬の種類と特徴

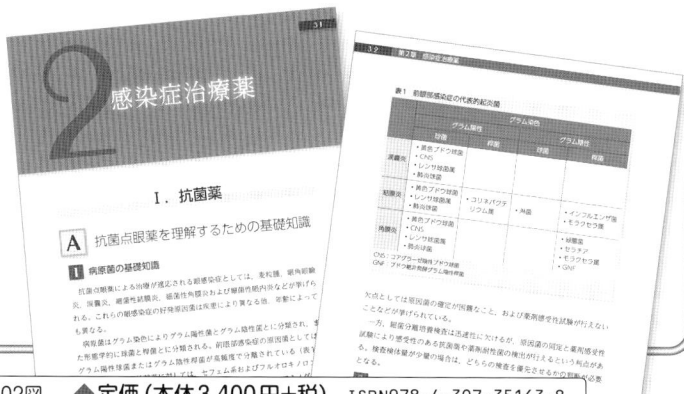

◆A5判　208頁　原色102図　◆定価（本体3,400円+税）　ISBN978-4-307-35163-8

2015・11

金原出版　〒113-8687 東京都文京区湯島2-31-14　TEL03-3811-7184（営業部直通）FAX03-3813-0288
本の詳細、ご注文等はこちらから　http://www.kanehara-shuppan.co.jp/

2018・10

「聞く」「話す」「見る」「触れる」だけで神経眼科は診断できる！
神経眼科診療のてびき 第2版
病歴と診察から導く鑑別疾患

石川 弘 著 埼玉医科大学医学部眼科客員教授

神経眼科は、眼を中心とした所見から原因となる神経疾患の診療を行う分野である。神経眼科疾患はそのすべてが理論的に説明でき、症状を正確に把握すれば病巣局在や原因までも知ることができる。最新の診断機器や画像診断は必要ない。耳と口を使って症状を聞き出し、目と手を駆使すれば神経眼科は診断できる。
すべての臨床医に贈る！ 臨床経験に裏打ちされた記述と豊富な臨床写真で好評の神経眼科マニュアル。待望の大幅アップデート。

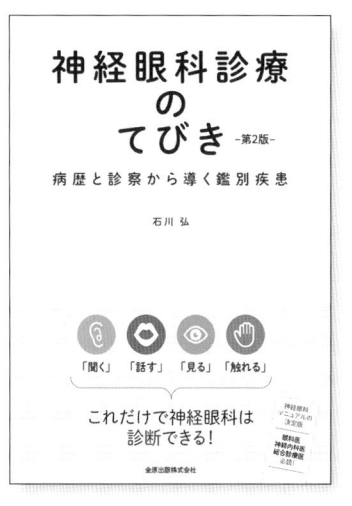

- Chapter 1 **神経眼科疾患の特徴** 神経眼科の特徴／神経眼科に必要な神経解剖学の知識／神経眼科に必要な神経学の知識
- Chapter 2 **問診の要点** 問診10カ条／眼球運動異常／眼瞼異常／眼球突出／瞳孔異常／視神経・視路異常／問診から診察、診断へ
- Chapter 3 **基本診察** 眼球運動の診察／眼瞼の診察／眼球突出の診察／瞳孔の診察／視神経・視路の診察／ほか
- Chapter 4 **眼球運動疾患** 核・核下性眼球運動障害／核上性水平眼球運動障害／核上性垂直眼球運動障害／ほか
- Chapter 5 **眼振と異常眼球振動** 眼振の分類／病的眼振／視運動性眼振（optokinetic nystagmus：OKN）／ほか
- Chapter 6 **外眼筋疾患** 外眼筋肥大を示さない外眼筋疾患／外眼筋肥大を示す外眼筋疾患
- Chapter 7 **眼瞼疾患** 眼瞼下垂／瞼裂開大／眼瞼の痙攣性疾患と開瞼失行
- Chapter 8 **眼窩疾患** 眼窩腫瘍／眼窩炎症性疾患／眼球陥凹をきたす疾患
- Chapter 9 **海綿静脈洞疾患** 血管性疾患／炎症性疾患／海綿静脈洞腫瘍／海綿静脈洞付近の症候群
- Chapter 10 **瞳孔疾患** 視神経障害の検出／瞳孔異常
- Chapter 11 **視神経疾患** 乳頭浮腫／視神経萎縮／視神経疾患／視神経疾患診察の留意点
- Chapter 12 **視路疾患** 視路病変／大脳性高次機能障害による視覚異常

読者対象 眼科医、神経内科医、脳神経外科医、総合診療医、救急担当医、耳鼻咽喉科医、視能訓練士

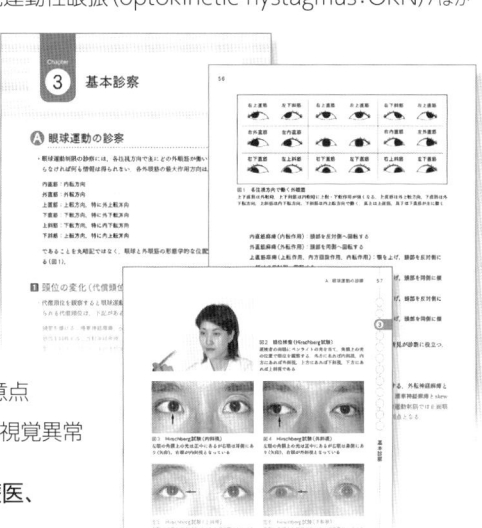

◆A5判 384頁 ◆定価（本体7,000円+税） ISBN978-4-307-35169-0

金原出版 〒113-0034 東京都文京区湯島2-31-14 TEL03-3811-7184（営業部直通） FAX03-3813-0288
本の詳細、ご注文等はこちらから ▶ www.kanehara-shuppan.co.jp

身につくシリーズ

第1弾 身につく 眼底検査のコツ
基本的検査機器＝双眼倒像検眼鏡の使用法を図でマスターするために!!

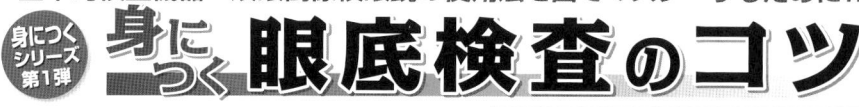

著 川崎 勉　出田眼科病院 副院長

動画CD-ROM付　圧迫眼底検査の実際

◆B5判　128頁　8図　原色151図　◆定価（本体7,800円＋税）　ISBN978-4-307-35141-6

第2弾 身につく 蛍光眼底造影検査手技と所見の読み方
明日から活用できる！臨床に直結する！蛍光眼底造影検査テキスト!!

著 大野 京子　東京医科歯科大学医学部眼科学准教授
　　 森 隆三郎　日本大学医学部視覚科学系眼科学分野

◆B5判　96頁　原色76図　◆定価（本体5,800円＋税）　ISBN978-4-307-35143-0

第3弾 身につく 涙道疾患の診断と治療
低侵襲の涙嚢鼻腔吻合術を中心に，涙器・涙道の日帰り手術を解説!!

著 栗橋 克昭　栗橋眼科 院長

◆B5判　180頁　16図　原色173図　◆定価（本体7,200円＋税）　ISBN978-4-307-35144-7

第4弾 身につく 角膜トポグラフィーの検査と読み方
臨床で必須の角膜形状解析装置の使い方を分かりやすく解説!!

著 湖﨑 亮　医療法人湖崎会湖崎眼科 副院長

◆B5判　128頁　原色146図　◆定価（本体6,800円＋税）　ISBN978-4-307-35148-5

第5弾 身につく 結膜疾患の診断と治療
日常臨床で頻度の高い結膜トラブルを徹底解剖!!

著 秦野 寛　横浜市立大学医学部眼科臨床教授/ルミネはたの眼科院長

◆B5判　144頁　原色195図　◆定価（本体7,000円＋税）　ISBN978-4-307-35150-8

第6弾 身につく OCTの撮り方と所見の読み方
光干渉断層計検査のポイントを多彩な写真でわかりやすく解説!!

著 大谷 倫裕　群馬大学医学部眼科学

◆B5判　212頁　原色196図　◆定価（本体7,000円＋税）　ISBN978-4-307-35154-6

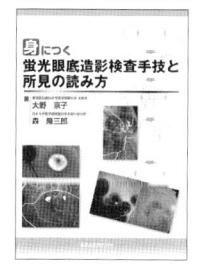

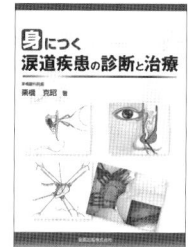

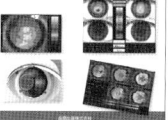

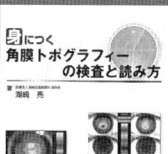

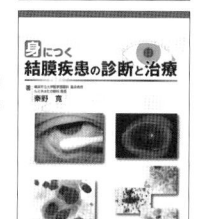

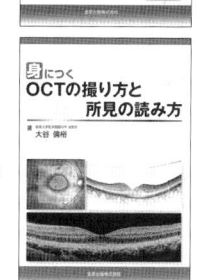

金原出版　〒113-0034 東京都文京区湯島2-31-14　TEL03-3811-7184（営業部直通）　FAX03-3813-0288

本の詳細、ご注文等はこちらから　http://www.kanehara-shuppan.co.jp/